叶橘泉
临证直觉诊断学

——辨证、辨病、辨体质七十年心得

叶橘泉  著

中国中医药出版社

·北 京·

图书在版编目（CIP）数据

叶橘泉临证直觉诊断学：辨证、辨病、辨体质七十年心得 / 叶橘泉著 . —北京：中国中医药出版社，2019.8
ISBN 978 – 7 – 5132 – 5597 – 4

Ⅰ . ①叶… Ⅱ . ①叶… Ⅲ . ①中医诊断学 Ⅳ . ① R241

中国版本图书馆 CIP 数据核字（2019）第 111036 号

中国中医药出版社出版

北京经济技术开发区科创十三街 31 号院二区 8 号楼
邮政编码　100176
传真　010-64405750
保定市中画美凯印刷有限公司印刷
各地新华书店经销

开本 710×1000　1/16　印张 18　字数 265 千字
2019 年 8 月第 1 版　2019 年 8 月第 1 次印刷
书号　ISBN 978 – 7 – 5132 – 5597 – 4

定价　78.00 元
网址　www.cptcm.com

社 长 热 线　010-64405720
购 书 热 线　010-89535836
维 权 打 假　010-64405753

微信服务号　zgzyycbs
微商城网址　https://kdt.im/LIdUGr
官 方 微 博　http://e.weibo.com/cptcm
天猫旗舰店网址　https://zgzyycbs.tmall.com

如有印装质量问题请与本社出版部联系（010-64405510）

《叶橘泉医集》丛书编委会

主　编　叶加南

副主编　马永华　陶沙燕　叶雨今

编　委　叶加南　马永华　陶沙燕　叶雨今

　　　　叶庭兰　叶建南　叶晓南

本书是"方证药证"学说临床家叶橘泉先生的代表作之一。

临证直觉诊断（辨证、辨病、辨体质），是中医大夫的经典辨证模式。

本书原名《临证直觉诊断学》，是叶橘泉先生最为重视的著作。现经整理者增加副书名——辨证、辨病、辨体质七十年心得，以此纪念叶橘泉先生七十年践行"辨证、辨病、辨体质"的临证直觉诊断经验。

本书记录了著者在临证直觉诊断中常用的76种重要处方，其中包括经验方、经方、时方，每种处方的后面列举了著者临床治疗的医案。全书共分为上篇"叶橘泉治癌独家经验方"、中篇"叶橘泉经方实验三辨录"、下篇"叶橘泉时方临证七十年"三部分。

本书适合中医和中西医结合临床工作者参考使用，也可供本科生、研究生等各层次临床专业学生及热爱中医学的人士阅读。

丛书前言

　　叶橘泉先生是中国近现代中医药发展史上的重要人物之一，祖籍浙江省吴兴县（现湖州市）。他年轻时随吴兴名医张克明学医，以后一边在家乡开业行医，一边参加上海恽铁樵中医函授学校的学习。1935年，39岁的叶橘泉先生受聘于苏州国医专科学校，任中医学讲师，同时在苏州挂牌行医。1949年以后，叶橘泉先生历任江苏省中医院院长、江苏省中医研究所所长、南京中医学院副院长、南京药学院副院长等职。

　　叶橘泉先生在其一生的临床诊疗中善于使用经方，积累了很多成功的经验。例如从他发表的165例医案中可以分析出，共使用方次220次，其中使用经方原方75次，经方与其他方合方55次（经方与经方合方43次，经方与后世方合方12次），经方加味方51次，后世方39次。由此可见，叶橘泉先生在诊疗中既侧重经方原方，又不乏使用经方与经方及其他方合方，同时也不薄时方。

　　叶橘泉先生还是采用现代数理统计方法来研究经方疗效的第一

人。他认为，中医学是实用之学术，绝不是纸上谈兵式的研究所能成功的。证候之鉴别、病型之断定、药物之疗效等，均在于临床之探讨，用实验统计之方法归纳其特点，才可以说是科学方式的研究。1935年他率先提出"整理中国医药必须开设有病房的医院，进行临床研究"，主张建立设备完善的医院，根据临床观察和病历记载，统计治疗成绩，并将成果公开发表，教授给青年医师。这种学术观点推动了当时中医的发展。

1939年，当时堪称国内领先的拥有病房的正规中医院"苏州国医医院"成立后，时任该院医务主任的叶橘泉先生带领其他多名学有专长的医师进行了中医药疗效的统计工作，即采用表格形式进行分析统计。他将自己使用中医"经方"后的132个病例进行了11个角度的统计研究（在医治结果之总统计表里，有效率达到93%，其中痊愈者62%，有一定疗效者31%），实现了以统计来核定经方疗效的目的。

1988年，年逾九旬的叶橘泉先生在《坚持中医特色，把握辨证施治》一文中仍继续强调方证学是中医学的灵魂和根。他认为，具有上千年历史的仲景经方已被众多医家证实其具有科学性及临床的可操作性和规范性。因此，让中医更科学而不虚玄的首要任务就是在"方证"上的"规范化"。

叶橘泉先生亦十分关注从辨证应用角度对本草学的研究。他不但写有大量关于中药的研究论文，主张统一中药名称，并不断对各种中药进行考证。他提倡改良制剂以提高有限的重要资源的利用率。他率领研究小组进行了"精简处方组合""定型方剂及小剂量研究"等临床实验，很早就建议人工种植一些重要的药用植物。1960年，他研究开发出能够替代名贵中药的 202 种冷门草药应用于临床，为中药的可持续发展做了很多工作。

"人不能与草木同腐"，"要用小跑步走完人生"，这是叶橘泉先生终生"身体力行之"的信条。叶先生一生行医不息，著书不止。在给后人留下的卷帙浩繁的著作后面，跃动着的是老先生对中医药事业矢志不渝的至爱情怀。

我们整理出版《叶橘泉医集》丛书，为的是将叶橘泉先生的临床经验和学术体系完善地保存和继承下来，这对于振兴祖国中医药事业，推广普及中医药知识具有现实而深远的意义。该丛书不仅对中医药专业人员有重要的研究应用价值，而且对西医师及爱好中医药的人士也有一定的参考价值。

《叶橘泉医集》丛书在策划、整理、编辑、出版的过程中，得到了中国中医药出版社的大力支持和悉心指导。丛书编委会全体人员尽心竭力，精工细琢。这一切使本丛书得以如期出版。在此，一并谨致诚挚的谢意。

叶加南

2018 年 12 月

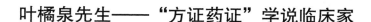

编辑的话

叶橘泉先生——"方证药证"学说临床家

叶橘泉先生（1896—1989），中国科学院学部委员（现称院士）、一级教授。"方证药证"学说倡导者、实践者，杰出的中医经方临床家、教育家、中药学家。

叶橘泉先生早在20世纪20年代就首次提出了"方证学"的概念，此后他不断地向中医界呼吁"应该重视中医方证学的研究"。从他的经方临床研究成果中可以看出，他不但具备经方临床家的一般特性，而且有他自己独到的学术思想和风格。他认为："中医的主要特色是辨证论治，以及辨症求'证'，论治施'方'，方证相对，疗效卓著。"他提出的方证学，是现代经方研究史上的一次重大突破。

在中华中医药学会主办的"全国经方论坛"上，诸多与会专家们认为：叶橘泉先生作为"方证药证派"的代表，与"脏腑经络派"的代表刘渡舟先生、"谨守病机派"的代表胡希恕先生，构成中国现代伤寒学术史上的三座高峰。

叶橘泉先生一生著作颇丰，至93岁辞世时，先后编著出版44册著作，并发表了500多篇文章。最近，中国中医药出版社经过全面整理，归纳出叶先生的学术著作主要包括"医话三书""方证三书""药证三书"：其中"医话三书"包括《叶橘泉方证药证医话》《叶橘泉临证直觉诊断学》《叶橘泉点滴经验回忆录》；"方证三书"包括《叶橘泉近世国药处方集》《叶橘泉经方临床之运用》《叶橘泉临证实用方剂》；"药证三书"包括《叶橘泉现代实用中药》《叶橘泉实用经效民间单方》《叶橘泉食物中药与便方》。

随着时间的推移，叶橘泉先生关于"方证学"的理论和实践已为越来越多的人所认同。只要大家能熟练掌握这种"方证学"，中医必将出现新的鼎盛时期，当今全世界悄然兴起的中医热就是证明。叶先生在大半个世纪为中医发展而奔走呼号、身体力行、充满艰辛的一页将永远留存在我国中医学的史册中。

今天我们整理出版《叶橘泉医集》，为的是将其宝贵经验和学术体系完整地保存下来，同时也为了让后继者永远怀念他。他的学术生命将在一代又一代后学者的血液中延续。

刘观涛

2018 年 12 月

本书前言

　　临证直觉诊断（辨证、辨病、辨体质），是经典中医大夫的辨证模式。为什么这样说呢？

　　中医诊断主在"望、闻、问、切"。因古代没有科学仪器的测定，也无血液化验等检查，全凭医师临证直觉的观察，然后做出经验的判断。在这个过程里，医师往往不是以病名为对象，而是以患者的症状为主要对象，审症求因，辨证论治。所以，如果要求一个对任何人所患的某一种疾病（例如肺炎或肾炎）都有效的药方是没有的。但是当任何一种疾病表现有某一药方的适应证时，那么应用这个药方后就可以改善患者的症状，甚至达到治愈。换句话说，如果"证"与"方"相适应，则这个"方"可对任何疾病都有效。所谓辨证论治，是指导临床诊治疾病的基本法则，具体应用时要求辨证精当，抓住本质，对主要的症候群和适应的主要方剂相对固定下来，当然必要时应随证加减。这种事例在张仲景《伤寒论》经典方剂的应用上体现得最为突出。

　　临证直觉诊断，除了"辨证"之外，还包括在辨证基础上的"辨病"和"辨体质"，其实是从另一种角度进行辨证论治而已。兹不赘述。本书无论是"辨证"部分，还是"辨病"部分、"辨体质"部分，都不离"病机之辨证"。由于具体病机已经在其他著作中详细谈及，故为节约篇幅，本书不做具体论述，只列举相关"主症"。众所周知，辨证、辨病、辨体质，绝非我本人的创造，而是古今历代医家辨证的主要方式。

　　以大柴胡汤这一方为例，该方由柴胡、芍药、黄芩、半夏、枳实、大黄、大枣、生姜等八味生药组成，其"证"表现为：患者体质较好，体格较强，剑突下的上腹部充实饱满，轻按有抵抗感或不适感，重按则有压痛感。腹部肌肉紧张。常伴有恶心呕吐，大便秘结。舌苔黄腻，脉弦有力。以上症状亦可称之为"大柴胡汤证"。

　　著者在临床上常用该方治疗胆囊炎、胆结石、胰腺炎、肝炎、急性胃炎、急性阑尾炎等消化系统疾患，也用于高血压病、动脉血管硬化、脑血管意外等循环系统疾患。此外亦常用于内分泌及妇科的各种疾患。

　　以上各种疾患凡是具备大柴胡汤证者即用此方（大柴胡汤），每获预期的效果，有时甚至能解决现代医疗所不能胜任的难题。

　　本书总结了著者在临证直觉诊断中常用的 76 种重要处方，其中有古方，也有后世方，以及著者的数种抗癌经验方。著者用简洁文字介绍了各处方的组成、辨证要点、所适应之体质特征、辨病范围、慎用或禁忌、临床加减应用等项目，并在每种处方的后面列举了著者临床治疗的医案。

"方证药证"学说的研究和中医诊断其他方面的研究一样，都需要在临床实践中不断发展完善，才能逐渐成为一门完整体系的学科。

叶橘泉

1988 年 8 月于南京中国药科大学

目录

下篇　叶橘泉时方临证七十年

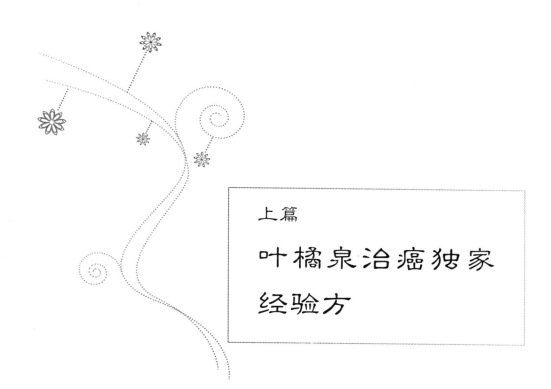

上篇

叶橘泉治癌独家
经验方

一、肺癌方（叶氏经验方）

处方组成

羊乳（桔梗科植物羊乳之根茎）15～60g，海枣（棕榈科植物海枣之果实）15～60g，瓜蒌皮9～15g，石上柏9～15g，藤梨根（猕猴桃科植物猕猴桃的根）15～60g，鲜蒲公英根30～60g，鲜鱼腥草30～60g，黄芩9～15g，陈皮6～12g，水煎服。

◉ 临证直觉诊断（一）——辨证

咳嗽咳痰，痰稠或伴血痰，或咽痛声哑，或低热不退，或胸闷胸痛。舌质淡红或偏红，苔薄白或白腻，脉弦或弦滑。

◉ 临证直觉诊断（二）——辨病

1. 各种早期肺癌（腺癌，肺泡细胞癌等）手术前。

2. 各种肺癌手术后。

3. 各种肺癌化疗中或化疗后。

4. 各种肺癌放疗中或放疗后。

5. 各种晚期肺癌。

6. 各种肺转移癌。

7. 肺癌脑转移。

◉ 临证直觉诊断（三）——辨体质

体质中等或较差，体格中等或瘦弱。

◉ **慎用或禁忌**

晚期恶病质或有大出血倾向之患者应慎用或禁用本方。

◉ **临床加减应用**

1. 各种早期肺癌（腺癌，肺泡细胞癌等）手术前

肺气虚者可加刺五加、别直参、山海螺。

2. 各种肺癌手术后

血虚者可加鸡血藤、紫河车；倦怠无力者可加刺五加、冬虫夏草。

3. 各种肺癌化疗中或化疗后

出现类似流行性感冒症候群可加板蓝根、金银花、葛根；并发间质性肺炎可加麦门冬、竹茹、胡颓子；血细胞减少可加鹿茸、白扁豆、鸡血藤；食欲不振可加麦芽、茅术、厚朴、神曲；恶心呕吐等可饮用伏龙肝汤。

4. 各种肺癌放疗中或放疗后

出现放射性肺炎可加西洋参、珊瑚菜（伞形科植物莱阳参的根）；肺阴虚可加沙参、西洋参、天花粉、百合；血细胞减少可加鸡血藤、别直参、桑椹、乌饭树。

5. 各种晚期肺癌

气血两虚可加刺五加、别直参、紫河车；有出血倾向者可加景天三七、仙鹤草、阿胶；癌性胸水可加冬凌草、鲜车前子、天葵草。

6. 各种肺转移癌

咳嗽剧烈可加天竺黄、川贝母、岗梅根；胸痛可加橘络、延胡索、路路通。

7. 肺癌脑转移

本方加山豆根末（豆科植物广豆根的根 *Sophora subprostrata* Chun et T. Chen）。

◉ 作者七十年临证医案与心得

1. 肺癌放疗所致的放射性肺炎

莫某，男性，69岁，退休教师。1970年9月初诊。

患者平时身体一直尚可，较少患病。学生时代开始吸烟至今，每天1盒多。数月前因外出时淋雨受寒患上感冒，每天咳嗽咳痰，低热不退，体重倦怠，偶感胸闷胸痛。因症状经久不愈，当医师的妻子安排其住院接受全面检查。X光片检查发现其右侧肺门纵隔处有一个1.5cm×2cm的阴影。接着行胸部穿刺，取出极少量组织，经病理学检查被诊断为右肺肺泡细胞癌。考虑到肺癌很容易发生转移，医师又为其做了脑部、骨、肝脏等方面的检查，幸好癌组织尚无转移，只局限于右侧纵隔。

胸外科的医师们经过讨论认为，患者右肺纵隔的癌组织的范围虽然不算大，但是部位靠近心脏，而且处于组织结构非常复杂的纵隔附近，无法行手术将肿瘤切干净，于是决定行放射治疗（钴60）。

放疗开始后没多久，患者右肺的癌组织有明显缩小，咳嗽咳痰、低烧倦怠等症状亦有好转。但是当放疗进入后半阶段时，患者出现了与前不同之发热气喘、干咳无痰、全身乏力的症状。医师又为其复查X光片，从片子上能见到右肺有炎症阴影，其范围与放疗设定的范围在同一处，因此医师诊断其现存在有放射线肺炎。

该院邀我去会诊。诊见患者体格偏瘦，颜面少华，两颧发灰。问患者何处不适，患者诉热度不退，干咳无痰，胸闷气喘，口干欲冷饮，不思饮食，大便偏干，数日解1次。视其舌偏红苔少，舌尖部位有2处裂纹，脉细弦且滑。证属热毒伤肺，气阴两虚，治以清热解毒，滋阴养肺。方选叶氏肺癌方加味：

羊乳18g，海枣15g，瓜蒌皮12g，石上柏15g，猕猴桃根15g，鲜蒲公英根30g，鲜鱼腥草30g，黄芩9g，西洋参12g，珊瑚菜12g，海枣12g，陈皮6g。水煎服。

患者服药7剂后，发热已解，胸闷口渴、大便干燥等症均有缓解，食欲也有所增进，但仍有咳嗽气喘。嘱其继续服用原方 14 剂，之后诸症均有好转，舌质仍偏红，舌上出现一层薄薄的白苔，脉弦滑。

患者连续服用 28 剂中药后，其放射线肺炎的症状得以减轻，放疗按计划完成。

建议患者继续服用中药，并将处方进行了调整：

羊乳 15g，海枣 15g，瓜蒌皮 9g，石上柏 12g，猕猴桃根 15g，鲜蒲公英根 12g，鱼腥草 12g，黄芩 9g，陈皮 9g。水煎服。

出院后，患者认真坚持服药。之后每年 1 次的随访都了解到他病情相对稳定，并且度过了 5 年生存期。

二、胃癌方（叶氏经验方）

处方组成

番杏叶（番杏科植物番杏的叶）9～30g，薏苡仁12～30g，蒲公英根30～60g，莼菜（睡莲科植物莼菜的全草）12～30g，菱角（菱科水生植物菱的果实）12～30g，紫藤枝叶9～30g，诃子9～15g，刺五加9～15g，刺楸（五加科植物刺楸的根皮）9～15g，陈皮6～12g，水煎服。

◉ 临证直觉诊断（一）——辨证

形体消瘦，颜面少华，胃脘部胀闷，时有隐痛。体重倦怠，心悸亢进，食欲不振，腹满便溏。舌质偏淡或淡，苔薄白或白腻，脉弦细或沉细。

◉ 临证直觉诊断（二）——辨病

1. 胃癌（贲门癌、胃体癌、幽门癌等）手术前。

2. 胃癌手术后。

3. 胃癌化疗中或化疗后。

4. 晚期胃癌。

◉ 临证直觉诊断（三）——辨体质

体质较差或差，体格偏瘦。

◉ 慎用或禁忌

胃黏膜有较大癌性溃疡面或有大出血倾向之患者应慎用或禁用本方。

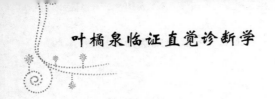

◎ 临床加减应用

1. 胃癌（贲门癌，胃体癌，幽门癌等）手术前

胃脘部疼痛较甚可加延胡索、鬼球、芍药、甘草；胸闷嗳气，腹胀便溏可加麦芽、神曲、木香、砂仁；体重倦怠，不思饮食可加东北人参、厚朴、山楂；睡眠不安可加石决明、夜交藤、合欢皮。

2. 胃癌手术后

气血两虚，食欲不振可加东北人参、何首乌、鸡内金、炒麦芽；胃脘部喜温畏寒可加吴茱萸、高良姜、花椒；胃脘胀闷，大便不调可加东北人参、厚朴、木香、枳壳；便秘可加柏子仁、决明子、大黄。

3. 胃癌化疗中或化疗后

恶心呕吐，胃脘部有堵实感，心悸眩晕等可加半夏、茯苓、茅术，或同时饮用伏龙肝汤；腹部胀满可加陈香橼、代代花、橘皮、山楂肉；头发脱落可加黑芝麻、东北人参、黄芪；血细胞减少可加鸡血藤、桑椹、乌饭树、别直参。

4. 晚期胃癌

胃脘部痉挛痛可加芍药、甘草、延胡索；胃脘部寒冷疼痛，消化不良可加花椒、麦芽、苍术，也可采用局部的"汤壶加温疗法"（准备一个内装热水的汤壶，将其贴近人体疼痛部位及另外 7 个部位，即两侧上臂的后面、两侧大腿的前面、腹部、两侧臀部，依次进行加温，每个部位加温约 5 分钟。当一个部位被加温到快要出汗时，即将汤壶转移到另一个部位，这样轮流加温，每个部位一天内可分别做 8 ～ 10 次），或将云南三七粉调成糊状外敷疼痛部位；恶病质状，体格羸瘦，上腹部可触及肿块，全身极度倦怠等可加刺五加、别直参，或与十全大补汤合方；癌性腹水可加车前草、半边莲、生姜皮。

◎ 作者七十年临证医案与心得

1. 晚期胃癌

袁某，男性，76 岁，退休工人。1972 年 11 月初诊。

患者诉最近常感胃脘部有疼痛灼热感，有时疼痛较剧，甚至向腰背部放射。体重倦怠，不思饮食，几个月里体重减轻了十多斤。去肿瘤医院就诊，被诊断为胃癌肝转移，同时还伴有腹水。外科及内科医师们考虑到患者的年龄和病情，认为既不能做外科手术，也无法为其行放化疗，最后讨论决定将患者转中医科接受中药治疗。

诊见患者一般情况较差，形体消瘦，面色萎黄，锁骨上可触及肿大之淋巴结，上腹部亦可触到肿块，腹腔内有腹水。大便溏薄。舌质偏红，苔薄色灰，脉弦细。

此乃热毒蕴结，胃气欲绝，治以清热解毒，益气养胃，方取叶氏胃癌方：

番杏叶 18g，薏苡仁 30g，蒲公英根 18g，莼菜 30g，菱角 30g，紫藤枝叶 12g，诃子 9g，刺五加 15g，刺楸 12g，陈皮 6g，水煎服。

考虑到患者已年老体弱，恐不能像一般人那样服用汤药，我关照其家属将煎好的汤药装入小茶壶里，让他像喝茶那样少量多次地饮用。连续服药 7 剂后，患者就感觉全身似乎有点力气了，腹中时而咕噜咕噜作响，食欲亦有点增进。通过持续的中药治疗，患者的病情在相当一段时期内得到稳定。虽然 2 年 7 个月后他离世了，但是与一般晚期胃癌患者相比，其寿命延长了 1 倍以上，而且患者在日常生活中所受之痛苦也较少。

此病例可以证明晚期癌症患者如果坚持服用对证的中药，就可使人体与癌组织在一段时期内处于"和平共处"的状态，患者可维持痛苦相对少一点的生活质量，并且能延长生存期。

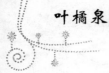

三、大肠癌方（叶氏经验方）

处方组成

野葡萄藤 12～30g，刺五加 9～15g，马齿苋 9～15g，拳参 9～15g，石榴皮 12～18g，薏苡仁 15～30g，蒲公英根 12～30g，广豆根 6～12g，败酱草 9～15g，贯众炭 9～15g，陈皮 6～12g，生姜 3～6 片，水煎服。

◉ 临证直觉诊断（一）——辨证

腹部不适或腹痛腹胀，腹部包块，大便习惯改变，便形变细，大便带黏液或带血。或伴有贫血消瘦、体重减轻、发热倦怠等全身症状。舌质淡红或偏红，苔白腻或黄腻，脉弦滑或滑数。

◉ 临证直觉诊断（二）——辨病

1. 大肠癌手术前。
2. 大肠癌手术后。
3. 大肠癌放疗中或放疗后。
4. 大肠癌化疗中或化疗后。
5. 晚期大肠癌。

◉ 临证直觉诊断（三）——辨体质

体质中等或较差，体格瘦弱或中等。

◉ 慎用或禁忌

极度恶病质或肠内癌性溃疡有大出血倾向者应慎用或禁用本方。

◉ 临床加减应用

1. 大肠癌手术前

腹部胀满可加香附子、大腹皮；大便不调可加乌药、广木香、砂仁；大便带血或泻血可加地榆、侧柏叶、参三七；食欲不振可加茅术、神曲、麦芽；身重倦怠可加别直参、黄芪；不眠多梦可加酸枣仁、合欢皮、珍珠母。

2. 大肠癌手术后

腹部胀满可加陈香橼、大腹皮、山楂肉；腹部疼痛可加吴茱萸、芍药、甘草；便秘可加麻子仁、决明子、大黄；不思饮食可加鸡内金、砂仁。

3. 大肠癌放疗中或放疗后

便血可加参三七、地榆、阿胶、槐花；腹部胀满可加东北人参、花椒、干姜；腹部疼痛可加延胡索、芍药、甘草，也可采用“汤壶加温疗法”。

4. 大肠癌化疗中或化疗后

恶心呕吐，食欲不振可加半夏、小茴香；头发脱落可加黑芝麻、东北人参、黄芪；血细胞减少可加鸡血藤、桑椹、乌饭树。

5. 晚期大肠癌

极度倦怠可加别直参、楤木根；无食欲可加锅巴焦、炒山楂肉、炒谷芽；浮肿可加西瓜翠衣、茯苓皮、猪苓；不眠多梦可加夜交藤、大枣、茯神；患部疼痛可加延胡索、川椒、荜茇、芍药、甘草，也可采用“汤壶加温疗法”；癌性腹水可加车前草、半边莲、河白草，或用新鲜荔枝草（紫苏科植物雪见草的全草）捣烂敷腹部神阙（肚脐）穴位。

◉ 作者七十年临证医案与心得

1. 直肠癌术后、放疗后

冯某，女性，67 岁。1978 年 5 月初诊。

患者诉 1 年前起，大便的习惯逐渐改变，大便带血或带黏液，便形变细或类似铅笔六角形状，时感腹部胀满。患者起先以为是旧疾痔疮复发，并未介意，待到症状逐渐加剧后方感不妙，即去医院外科就诊。检查发现离肛门约 2cm 的直肠内壁有 1 个 1.5cm×2.3cm 之新生物，经病理检查确诊为癌组织，所幸尚未转移到肝、肺、骨等组织，血液检查也未见异常。于是患者被转入病房，数日后接受了外科手术切除术。医师们一致认为该癌组织离肛门较近，为安全起见，在术中将肛门也一并切除，并装置了人工肛门。因为发现癌组织周围有多处淋巴结转移，所以手术后又给患者做了 3 个疗程的放射治疗。

患者在放疗的第 1 个疗程中即出现了便血，不仅粪便周围有血，而且时而解出鲜红的血便，并伴有腹胀腹痛等症。放疗科医师只好暂停治疗，邀我去会诊。诊见患者面色萎黄，两颧部偏红。自诉心情紧张，不思饮食，口渴欲饮冷水，小便色黄量少，人工肛门周围有灼热疼痛感。观其舌质红赤，苔黄腻，脉弦滑。

证属热毒犯肠，湿热下注，治以清热解毒，利湿止血。方取叶氏肠癌方加减：

野葡萄藤 15g，刺五加 12g，拳参 9g，石榴皮 9g，薏苡仁 15g，广豆根12g，败酱草 9g，贯众炭 12g，地榆 9g，延胡索 9g，芍药 9g，陈皮 9g，甘草6g，生姜 3 片，水煎服。先服 1 剂。

二诊：上方服用 1 剂后，患者自觉腹胀腹痛稍有减轻，但便血未见改善，食欲仍不佳。嘱患者原方再服 3 剂。

三诊：患者诉服药后不仅腹胀腹痛减轻，便血亦有减少。关照患者继服3 剂。

四诊：患者诉连服 3 剂后，腹胀腹痛有明显减轻，便血也大有减少。患者向我提出，症状已有好转，加上中药味道极苦，是否可以停药。我向患者解释，放射性大肠炎虽然只是一时性的，但需要坚持服中药，改善症状后方可继续完成放射治疗。患者听后同意将中药继续服用下去。

大约 2 周后，患者的不适症状基本消失，接着放射治疗也按原计划结束了。我将处方做了调整并嘱患者继续服用下去：

野葡萄藤 9g，刺五加 12g，薏苡仁 15g，蒲公英根 15g，广豆根 6g，败酱草 9g，野菱角 15g，紫藤枝叶 12g，诃子 9g，陈皮 9g，生姜 3 片，水煎服。

以后患者基本状况良好，并且度过了 5 年生存期。

四、肝癌方（叶氏经验方）

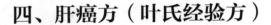

处方组成

　　黄毛耳草（茜草科植物黄毛耳草的全草）12～30g，藤梨根（猕猴桃科植物猕猴桃的根）9～15g，石打穿9～18g，八月札9～15g，丹参9～15g，金铃子9～12g，蒲公英根15～30g，广豆根6～12g，延胡索9～15g，参三七粉（另，冲服）9～15g，半夏9～15g，赤芍9～15g，甘草6～12g，水煎服。

◉ 临证直觉诊断（一）——辨证

　　右上腹持续性钝痛、刺痛或胀满。全身症状有消瘦倦怠，持续发热，食欲减退，腹胀腹泻，或恶心呕吐，肝脏肿大，黄疸腹水。舌质偏淡或淡或有瘀点，苔薄，脉弦滑或弦数。

◉ 临证直觉诊断（二）——辨病

　　1. 肝癌手术前。
　　2. 肝癌手术后。
　　3. 肝癌化疗中或化疗后。
　　4. 晚期肝癌。

◉ 临证直觉诊断（三）——辨体质

　　体质一般或较差，体格中等或偏瘦。

◉ **慎用或禁忌**

极度恶病质或食管静脉高度曲张，有大出血倾向者，应慎用或禁用本方。

◉ **临床加减应用**

1. 肝癌手术前

上腹饱胀，大便溏薄，倦怠乏力，可加东北人参、炒谷芽、炒麦芽、神曲、木香、陈皮、砂仁；胸闷嗳气，腹内窜痛，可加厚朴、枳壳、山栀子；睡眠不安，可加酸枣仁、龙骨、珍珠母。

2. 肝癌手术后

贫血体弱可加刺五加、鸡血藤、黄芪；不思饮食可加鸡内金、砂仁、陈皮、苍术；上腹饱胀，大便溏薄，可加东北人参、炒谷芽、炒麦芽、神曲、木香、陈皮。

3. 肝癌化疗中或化疗后

恶心呕吐，无法进食，可加小半夏加茯苓汤，或用伏龙肝汤；头发脱落可加黑芝麻、东北人参、黄芪，或加用杨柳枝煎汤洗头；血细胞减少可加鸡血藤、桑椹、乌饭树、别直参。

4. 晚期肝癌

极度倦怠可加刺五加、别直参、楤木，或与十全大补汤合方；没有食欲可加锅巴焦、炒山楂肉、炒谷芽；患部疼痛可加川椒、薄菜，也可采用"汤壶加温疗法"，或将参三七粉调成糊状外敷疼痛部位；癌性腹水可加车前草、半边莲、生姜皮。

◉ **作者七十年临证医案与心得**

1. 晚期肝癌

何某，男性，47岁。1972年9月初诊。

患者家属代诉：患者长期以来患有慢性肝硬化，数周前出现持续性发热，消瘦倦怠，黄疸水肿，不思饮食，上腹部胀痛等症状，由安徽省马鞍山市人民医院转到江苏省肿瘤医院，被确诊为晚期肝癌。

由于患者一般情况较差，尤其是血细胞数值较低，故已无法采用外科手术，也不能接受化疗和放疗。该院邀我去会诊。诊见患者面色灰暗，眼结膜微黄，右上腹可摸到肿大之肝脏。患者自诉食欲全无，胸闷不适，嗳气频频，右上腹疼痛，整个腹部胀满，有窜痛感。舌质偏暗，舌尖有少许瘀点，苔薄，脉弦细带滑。证属气滞血瘀，不通则痛。治以理气活血，疏肝止痛。方取叶氏肝癌方加减：

黄毛耳草18g，藤梨根9g，参三七粉9g（另分2次冲服），石打穿12g，八月札12g，丹参6g，蒲公英根15g，广豆根12g，延胡索12g，枳壳9g，陈皮9g，赤芍12g，甘草9g，水煎服。

另用参三七粉30g、小麦粉50g，加豆油适量，调成糊状外敷肝区疼痛部位。嘱先用3剂，并再三关照其家属，为避免划破食管内已呈曲张状态的静脉，不要给患者吃质硬的食物。

二诊：自诉中药味太苦，药后胃部感觉不适，但是嗳气腹胀等症略有改善，右上腹肝区仍觉疼痛，夜间难以入眠。我将原处方剂量略加调整：

黄毛耳草15g，藤梨根9g，参三七粉9g（另分2次冲服），石打穿12g，八月札12 g，丹参6g，蒲公英根12g，广豆根6g，延胡索12g，枳壳9g，陈皮6g，赤芍12g，甘草9g，水煎服。

嘱再服7剂。因患者肝区痛剧，触摸其腹部与四肢均较凉，我的经验是晚期癌症患者几乎都有冷感症，因此嘱患者家属给其使用"汤壶加温疗法"。

三诊：患者服药1周后自称肝区疼痛的程度似乎较前略有减轻，身体比以前略感温暖，气力也有所增加，有时想动一动身体。食欲仍然不振，口淡无味。

患者出院后回马鞍山继续治疗。不久，其家属来信告诉我，马鞍山市中医院的医师同意按我的处方作为基础方为患者治疗。以后患者家属定期与我通信联系。

1974 年 4 月，家属来信告诉我，患者因病情恶化已于 3 天前离世。得知此消息后我感到非常遗憾，也体会到晚期肝癌的治疗确实非常棘手。虽然该患者被诊断为晚期肝癌后存活了 1 年 7 个月，比一般晚期肝癌的平均生存期有所延长，但是要想进一步提高治疗效果，还需要做深入的临床研究。

五、乳腺癌方（叶氏经验方）

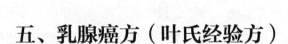

处方组成

皂荚树蕈（皂荚树上的木耳）15～30g，紫草9～18g，蒲公英根9～24g，山慈菇9～18g，十大功劳叶9～15g，橘络6～12g，紫根9～15g，黄芪9～18g，忍冬藤6～12g，刺五加9～18g，蜀羊泉9～24g，蚤休9～18g，甘草6～12g，水煎服。

◉ 临证直觉诊断（一）——辨证

乳房出现单发的无痛性小肿块，质地较硬，边缘不规则，表面欠光滑。随着症状加重，肿块逐渐增大，质地更加坚硬，按之疼痛。部分患者可能出现乳头溢液或溢血，并可能出现溃烂，疼痛更剧，或伴有发热，胸水。舌质淡或偏红，苔薄或苔腻，脉弦细、弦涩或弦数。

◉ 临证直觉诊断（二）——辨病

1. 乳腺癌手术前。

2. 乳腺癌手术后。

3. 乳腺癌放疗中或放疗后。

4. 乳腺癌化疗中或化疗后。

5. 晚期乳腺癌。

◉ 临证直觉诊断（三）——辨体质

体质一般或较差，体格中等或虚弱。

◉ 慎用或禁忌

癌组织表面有大面积深度溃疡，或癌性溃疡影响到小动脉，有大出血倾向者应慎用或禁用本方。

◉ 临床加减应用

1. 乳腺癌手术前

胸胁胀满，嗳气频频，不思饮食，可加郁金、陈皮、绿萼梅；睡眠不安可加酸枣仁、夜交藤、珍珠母。

2. 乳腺癌手术后

体弱无力可加别直参；饮食不振可加神曲、炒麦芽、白术；局部疼痛可加延胡索、芍药，外敷参三七粉。

3. 乳腺癌放疗中或放疗后

恶心呕吐，进食困难，可加小半夏加茯苓汤，或用伏龙肝汤；头发脱落可加黑芝麻、东北人参、杨柳枝；血细胞减少可加鸡血藤、桑椹、乌饭树、别直参。

4. 乳腺癌化疗中或化疗后

恶心呕吐，不能进食，可加小半夏加茯苓汤，或用伏龙肝汤；头发脱落可加黑芝麻、东北人参；血细胞减少可加鸡血藤、桑椹、乌饭树、别直参。

5. 晚期乳腺癌

倦怠无力可加别直参、楤木，或与十全大补汤合方；无食欲可加锅巴焦、炒山楂肉、炒麦芽；患部疼痛可加延胡索、川椒、薜菜，也可采用"汤壶加温疗法"，或将云南三七粉调成糊状外敷疼痛部位；癌性胸水可加全瓜蒌、茯苓、蒲公英全草、半边莲、生姜皮；乳腺癌肺转移可加羊乳、皂荚树蕈；乳腺癌脑转移可加广豆根。

◉ 作者七十年临证医案与心得

1. 乳腺癌肺部转移

宫某，女性，77岁，江苏省镇江市人。1969年11月初诊。

患者家属代诉：大约1年多前，患者在洗澡时无意中摸到左侧乳房的外上方有一蚕豆大小的肿块，质地较硬，按之不痛，当时患者并未在意。数月后左侧乳头有少许血液溢出，患者见此非常紧张，去市人民医院外科就诊，通过肿瘤组织的病理穿刺等检查，被诊断为乳腺癌。做了左侧乳房切除术后，患者自觉一般情况尚好。但是2个多月前去医院接受定期复查时，胸部X线片检查发现左肺下叶部有一个约为1.2cm×1.8cm大小的阴影。考虑到患者术后的定期检查中从未出现过肺部阴影，因此医师判断此为乳腺癌转移而来。医师建议患者去肿瘤医院做放化疗，但是被患者高龄之理由而拒绝。

几天后，患者经人介绍到我所在的五七干校中心医务室中医科。诊见患者一般情况尚可，体格较瘦，颜面略为苍白，左侧胸部手术伤口恢复良好，按之不痛，腋下淋巴结及锁骨上未触及肿大之淋巴结。问患者有何不适之处，患者称除了倦怠乏力，食欲欠佳以外，尚无其他不适症状。舌质偏淡，苔薄黄，脉弦细数。治以补气养血，软坚抗癌，方选叶氏乳腺癌方：

皂荚树蕈18g，紫草9g，蒲公英根15g，山慈菇12g，十大功劳叶9g，橘络6g，紫根9g，黄芪9g，忍冬藤6g，刺五加12g，蜀羊泉9g，蚤休9g，甘草6g，水煎服。

患者在中心医务室中药房配药后带回家里服用，每个月来复诊1次。转眼过了1年，患者的症状没有发生恶化，以后每隔3个月1次的胸部X线片检查也未见左肺下叶部的肿瘤体积有所增大。1971年春季，患者罹患感冒并发肺炎住进镇江市的综合医院治疗。医师将当时拍的胸片与老片子对比，提示左肺肿瘤体积增大了1倍多。1个多月后患者的感冒和肺炎治愈出院后来我处复诊，拍胸片发现肿瘤体积又缩小恢复到原来之大小。此后患者病情一直比较稳定，并顺利度过了5年生存期。

六、宫颈癌方（叶氏经验方）

处方组成

墓头回 30g，椿皮 9g，土茯苓 15g，败酱草 12g，草河车 12g，白花牻牛儿苗 9g，鲜胡桃枝 12g，苦参 9g，蜀羊泉 12g，黄柏 6g，大、小蓟各 9g，刺五加 12 ~ 30g，陈皮 6 ~ 12g，甘草 6g，水煎服。

◉ 临证直觉诊断（一）——辨证

接触性出血或不规则阴道出血，或排出米汤样或脓状的恶臭液体。脘腹痞胀或下腹部胀痛，尿频尿急，尿血不停，大便秘结。下肢肿痛，贫血倦怠，不思饮食，甚至出现恶病质等全身衰弱症状。舌质偏淡或淡红，苔薄或苔腻，脉弦细或弦数。

◉ 临证直觉诊断（二）——辨病

1. 宫颈癌手术前。

2. 宫颈癌手术后。

3. 宫颈癌放疗中或放疗后。

4. 宫颈癌化疗中或化疗后。

5. 晚期宫颈癌。

◉ 临证直觉诊断（三）——辨体质

体质中等或较差，体格一般或消瘦。

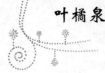

◉ 慎用或禁忌

宫颈部癌组织溃疡有大出血倾向者应慎用或禁用本方。

◉ 临床加减应用

1. 宫颈癌手术前

体重倦怠可加东北人参、黄芪；食欲不振可加神曲、山楂肉；阴部出血可加阿胶、侧柏叶；睡眠不安可加酸枣仁、龙骨、牡蛎。

2. 宫颈癌手术后

贫血体弱可加桑椹、当归；阴部坠胀可加升麻、木香、枳壳；食欲不振可加山楂肉、炒麦芽；小便不畅可加车前子、白茅根、猪苓。

3. 宫颈癌放疗中或放疗后

下腹部胀满不适可加大腹皮、青皮、枳壳；血细胞减少可加东北人参、鹿茸、鸡血藤；下腹部疼痛可加延胡索、芍药，也可采用"汤壶加温疗法"。

4. 宫颈癌化疗中或化疗后

恶心呕吐、无法进食可加小半夏加茯苓汤，或用伏龙肝汤；血细胞减少可加鸡血藤、鹿茸、别直参。

5. 晚期宫颈癌

阴道出血加重可加侧柏叶、参三七、十灰散；倦怠乏力可加别直参、楤木，或与十全大补汤合方；没有食欲可加锅巴焦、山楂肉、炒谷芽；患部疼痛可加延胡索、川椒、蘘菜、芍药；也可采用"汤壶加温疗法"；癌性腹水可加车前草、半边莲、生姜皮。

◉ 作者七十年临证医案与心得

1. 复发性宫颈癌

郭某，女性，71岁，江苏省句容县人。1971年8月初诊。

患者诉2年多前曾罹患宫颈癌，在南京肿瘤医院接受镭锭放射治疗，当时达到了临床治愈。

患者于5个多月前又出现不规则阴道出血，近1个多月来症状加重，并时而排出多量黄带，伴双下肢肿胀，身重倦怠，食欲全无。又去肿瘤医院妇科就诊，被确定为宫颈癌复发，并被建议去放疗科接受治疗。患者不愿再做放疗，于是来五七干校中心医务室中医科找我诊治。

视患者颜面灰暗，眼睑苍白，眼结膜略有充血，按患者腹部呈现胀满感，下腹部按之有疼痛感，两下肢胫骨部位按之有明显凹陷。患者自诉口苦不欲饮水，不思饮食，大便溏薄，小便黄赤，外阴部有灼热感，有较多黄带。观其舌质暗红，苔黄厚腻，脉弦滑带数。证属湿热蕴结，脾胃不振，治以清热化湿，补益脾胃，扶正抗癌。方取叶氏宫颈癌方加减：

墓头回30g，土茯苓15g，败酱草12g，白花牻牛儿苗9g，鲜胡桃枝30g，苦参9g，蜀羊泉12g，黄柏6g，侧柏叶15g，参三七粉9g（另分两次冲服），刺五加18g，太子参9g，陈皮9g，甘草6 g，水煎服。

二诊：上方服用7剂后，患者诉黄带有所减少，但阴道出血未见改善，其他症状依旧。嘱患者再按原方服用7剂。

三诊：患者服药后诸症均略有改善，不仅黄带进一步减少，出血现象亦有好转，食欲也有所增进。关照患者按原方继服14剂。

继服药后，患者症状逐步减轻，体力也较前有所增强。3个多月后，患者去肿瘤医院复查，结果提示宫颈癌组织并未得到控制。我告诉患者，中药确实能改善一部分癌症患者的症状，并能延长患者的寿命，临床上也有散在的治愈病例，但因缺乏有效中药处方的重复性，抗癌中药或中草药的确切疗效尚待进一步验证。

为安全起见，我建议她在服用中药的同时，也接受放射线治疗。患者听从意见去肿瘤医院做了3个疗程的镭锭放射治疗。在这一过程中，患者血中红细胞与血小板曾有下降，我将中药处方做了调整，对其餐饮之内容也进行指导，患者最终顺利完成放疗计划。

放疗结束后，患者的肿瘤组织消失。在以后的日子里，患者的病情虽曾有多次反复，但通过中西医结合治疗，患者尚能保持一定的生活质量，并平安度过5年生存期。

七、恶性淋巴瘤方（叶氏经验方）

处方组成

猫爪草（毛茛科植物小毛茛的根）15～30g，羊蹄根（蓼科植物土大黄的根）15～30g，黄药子9～18g，核桃树枝12～30g，山慈菇9～15g，夏枯草9～15g，牡蛎9～18g，昆布9～15g，象贝母9～15g，紫菜6～12g，皂刺6～18g，陈皮6～12g，水煎服。

◉ 临证直觉诊断（一）——辨证

不明原因之发热，耳后、颈部、腋下及腹股沟等处出现大小不一之肿核，局部皮肤颜色不红，活动自如或与皮肤粘连，扪之质韧，似如橡皮，按之不痛。腹诊亦可触及腹内肿块，体重下降，夜间盗汗，咳嗽气喘，皮肤发痒或出现红疹。舌质淡或淡红，苔薄白或薄黄，脉弦或细弦。

◉ 临证直觉诊断（二）——辨病

1. 恶性淋巴瘤放疗中或放疗后。
2. 恶性淋巴瘤化疗中或化疗后。
3. 晚期恶性淋巴瘤。

◉ 临证直觉诊断（三）——辨体质

体质较好或较差，体格一般或消瘦。

◉ 慎用或禁忌

肿瘤细胞侵犯到脑、骨髓、心包膜、肝胆管时，应慎用或禁用本方。

◉ 临床加减应用

1. 恶性淋巴瘤放疗中或放疗后

张口困难可加薏苡仁、芍药、甘草、广豆根；患部皮肤瘙痒或疼痛可加地肤子、白鲜皮、赤芍；口干舌燥可加麦门冬、西洋参、石斛；血细胞减少可加刺五加、鸡血藤、红枣；腹部疼痛可加延胡索、芍药、甘草，也可同时采用"汤壶加温疗法"；腹部膨满可加花椒、陈香橼。

2. 恶性淋巴瘤化疗中或化疗后

恶心呕吐，无食欲，可加小半夏加茯苓汤或平胃散，或用伏龙肝；血细胞减少可加鸡血藤、鹿茸、别直参；便秘可加大黄、麻子仁、芒硝。

3. 晚期恶性淋巴瘤

极度乏力可加刺五加、别直参、楤木，或与十全大补汤合方；不思饮食可加炒山楂肉、炒谷芽、白术；患部疼痛可加延胡索、川椒、蕺菜、芍药、甘草，也可同时采用"汤壶加温疗法"；腹泻可加石榴皮、翻白草、白扁豆。

◉ 作者七十年临证医案与心得

1. 非何杰金氏淋巴瘤

唐某，男性，45岁，干部。1969年12月初诊。

患者诉罹患恶性淋巴瘤已近4年，最初在北京日坛医院（现中国医学科学院肿瘤医院）被确诊为"非何杰金氏淋巴瘤"，接受了系统的组合化学疗法后达到"临床治愈"。

近年，患者因长期过度劳累和精神刺激，是年秋季出现不明原因的低热，盗汗乏力，不思饮食。不久两侧颈部、腋下及腹股沟等处出现多个大小不一的肿核，患者自己能摸到腹内有肿核。

患者又去北京日坛医院就诊，被确认为淋巴瘤复发。因肿大的淋巴结已布满全身各部位，病理分类属于 4 期，该院内科让其带着治疗方案回原住地治疗。在行化疗前患者来我处要求服用中药。

视患者体格中等，颜面萎黄，眼睑及口唇苍白。两侧耳下、颈部、腋下及腹股沟等处可触及数量不等之肿核，因肿核与皮肤粘连，推之不动，按之质地似如橡皮，无明显压痛。有较剧烈之咳嗽，气急，发音嘶哑（纵隔被肿大淋巴结压迫所致）。腹诊亦可触及腹内有多数肿核。测体温 37.8℃。观其舌质偏暗，苔薄黄，脉细弦带数。

证属邪热内盛，瘀毒蕴结，治以清热解毒，化瘀消肿。方选叶氏淋巴瘤方加减：

猫爪草 30g，羊蹄根 18g，黄药子 12g，核桃树枝 24g，山慈菇 12g，夏枯草 9g，牡蛎 12g，昆布 9g，象贝母 9g，紫菜 6g，红花 6g，陈皮 6g，炒麦芽 12g，水煎服。

二诊：上方服用 14 剂后，患者诉咳嗽、气急等症略有改善，体温降至 37.3℃，食欲也稍有增进。触其身体各部位之肿大淋巴结依然同前。嘱患者再按原方服用 14 剂。

三诊：患者已开始接受化疗，由于抗癌药物的副反应，导致恶心呕吐，不思饮食，血细胞下降。医师只好暂停化疗，继续服用中药。观其苔微黄厚腻，脉细弦。我将处方做了调整：

猫爪草 15g，核桃树枝 24g，山慈菇 12g，夏枯草 9g，昆布 9g，象贝母 9g，鸡血藤 9g，红花 6g，茅术 9g，陈皮 6g，厚朴 9g，半夏 9g，炒麦芽 12g，水煎服。

同时每天少量多次服用伏龙肝汤。

四诊：患者服药 5 周后，消化道反应和血象均有所改善。又过了数周，他完成了化疗计划，经检查，医生认为全身肿大的淋巴结基本上都消失了。

我向患者解释说，虽然经过化疗后全身肿大淋巴结已经消失，但是机体的免疫力仍较低。为了防止肿瘤复发，必须想方设法提高机体的免疫力，而中药调理即为重要的有效方法。以后患者一直坚持服用中药（以叶氏淋巴瘤方为基本处方）。多年来，除了因偶尔感冒发热或极度劳累后，会出现颈项、腋下或腹股沟等部位的淋巴结肿大以外，患者身体状况基本良好，一直在坚持工作至 65 岁退休。

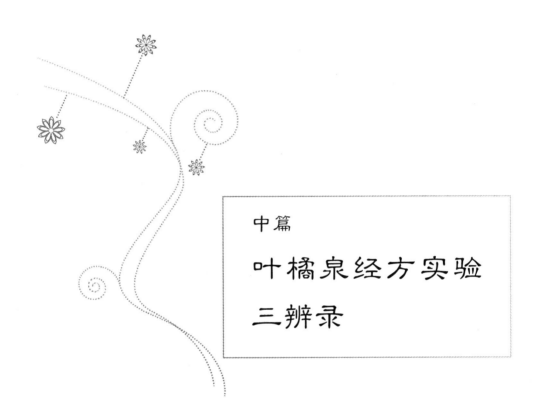

中篇

叶橘泉经方实验

三辨录

一、麻黄汤（《伤寒论》）

处方组成

麻黄 3～9g，桂枝 3～9g，杏仁 6～12g，甘草 3～6g。

以上 4 味，用水共煎，先煎麻黄，去上沫，入诸药再煎，去渣，1 日分 3 次温服。

◎ 临证直觉诊断（一）——辨证

恶寒发热，头痛身痛，无汗而喘，鼻塞流涕。舌苔薄白，脉浮紧或浮数。

◎ 临证直觉诊断（二）——辨病

1.普通感冒，流行性感冒，急、慢性鼻炎。

2.急性支气管炎，支气管哮喘，肺炎。

3.风湿性关节炎，恶风无汗、脉紧者。

4.小儿麻疹初期，百日咳，遗尿。

5.妇女痛经，难产，产妇乳汁分泌不足。

◎ 临证直觉诊断（三）——辨体质

体质偏寒，喜热恶寒，受寒后多现全身酸痛或沉重，无汗发热。体格健壮。

◎ 慎用或禁忌

风热表证或温病表证者应慎用或禁忌本方。

◉ **临床加减应用**

1. 普通感冒 本方加防风、紫苏叶、荆芥、白芷、生姜、葱白。

2. 流行性感冒 本方加马鞭草、白芷、川芎、黄芩、金银花。

3. 急、慢性鼻炎 本方加羌活、藁本、防风、细辛、升麻。

4. 急性支气管炎 本方加白芥子、葶苈子、款冬花、橘红、紫苏子。

5. 支气管哮喘 本方加地龙、马兜铃、银杏、鼠李根皮、罂粟壳。

6. 肺炎 本方加天荞麦、鱼腥草、岗梅根、大青叶、平地木。

7. 风湿性关节炎 本方加虎杖、鲜松针、木棉树皮、杜仲叶、薏苡仁。

8. 小儿麻疹初期 本方加葛根、紫苏叶、牛蒡子、黄芩、芍药。

9. 小儿百日咳 本方加橘红、白前、紫菀、贝母、枇杷叶、石膏。

10. 小儿遗尿 本方加黄芪、芍药、生姜、饴糖、大枣。

11. 妇女痛经 本方加丹参、香附子、芍药、三七、干姜。

12. 妇女难产 本方加人参、黄芪、杜仲、苎麻、芍药。

13. 产妇乳汁分泌不足 本方加蒲公英根、通草、黄芪、灯心草、橘红。

◉ **作者七十年临证医案与心得**

1. 麻疹

王某，男,6岁。罹患麻疹，第4天见疹后忽隐没，发热无汗，喘息较甚，有并发肺炎之倾向。舌质偏红，苔薄白，脉浮紧。治当祛风解表，以麻黄汤合黄芩汤（黄芩、芍药），2剂而疹复显，气逆渐平。

按： 本方必须在病证之早期应用，若疹点隐退超过12小时以上，再使用本方则无能为力。

2. 风寒感冒

张某，男，40岁，农民。冬季患风寒感冒，头痛鼻塞，身体疼痛，畏寒无汗，发热不高。脉浮数。此属太阳伤寒表实证，治当辛温解表，祛寒发汗，即以麻黄汤加鲜生姜5片，葱白10cm（切碎），浓煎热服，1剂汗出而愈。

　　按：服本方后并无大汗淋漓，可放胆用之，如原本有汗之证误用本方，则有大汗亡阳之戒。故本方证之鉴别诊断在于汗之有无，表之强弱，脉之缓紧。

　　麻黄汤用于感冒咳嗽及鼻塞，遍体疼痛，以及风湿性肌肉关节痛之有表证无汗者均为有效。但是对于急性感冒（太阳病）而呈现麻黄汤证之时期较为短暂，往往转眼即逝，本方使用之机会已过，而继以发热烦躁等大青龙汤证之机会转多。

二、大青龙汤（《伤寒论》）

处方组成

麻黄 6 ~ 18g，桂枝 6 ~ 12g，杏仁 9 ~ 15g，石膏 18 ~ 30g，甘草 6 ~ 12g，大枣 3 ~ 6 枚，生姜 3 ~ 9 片，水煎服。

◉ 临证直觉诊断（一）——辨证

发热恶寒，无汗烦躁，头痛身痛，喘咳浮肿，口渴欲饮，脉浮紧。

◉ 临证直觉诊断（二）——辨病

1. 普通感冒，流行性感冒。

2. 支气管炎，肺炎。

3. 急性结膜炎，角膜炎。

4. 流行性脑脊髓膜炎。

5. 高血压病。

6. 急性关节炎。

7. 急性肾炎。

8. 荨麻疹，丹毒，腮腺炎。

9. 汗腺闭塞症。

10. 妇女月经不调。

◉ 临证直觉诊断（三）——辨体质

体质较好，体格健壮，肌肉较为发达，颜面略有浮肿。此方多用于中青年患者。

◉ 慎用或禁忌

体质虚弱、恶寒出汗、肢体不痛、脉细弱或沉细者应慎用或禁忌本方。

◉ 临床加减应用

1. 普通感冒，流行性感冒　本方加防风、黄芩、白芷。

2. 支气管炎，肺炎　本方加棉花根、鲜竹沥、鱼腥草。

3. 急性结膜炎，角膜炎　本方加野菊花、鱼腥草、穿心莲。

4. 流行性脑脊髓膜炎　本方加芦根、金银花、连翘。

5. 高血压病　本方加连钱草（唇形科植物江苏金钱草）、车前子、钩藤。

6. 急性关节炎　本方加羌活、独活、接骨木、威灵仙。

7. 急性肾炎　本方加薏苡仁、泽泻、白茅根。

8. 荨麻疹，丹毒，腮腺炎　本方加牡丹皮、紫花地丁、板蓝根。

9. 汗腺闭塞症　本方加荆芥、防风、葛根。

10. 妇女月经不调　本方加当归、桃仁、牡丹皮。

◉ 作者七十年临证医案与心得

1. 支气管肺炎

李某，男，37 岁，初因感冒咳嗽，后成支气管肺炎，咳嗽不止，痰中带血，胸痛气急，高热不退。先住入某西医院接受药物注射 2 周，并使用冰帽，但夜热持续不退，伴有谵语。患者家属始终反对采用冰罨法，况且又见药物注射效果不佳，因而失去信心，自动出院要求服中药。

诊得患者高热无汗，两颧绯红，肢体疼痛，咳嗽气急，痰中带血如铁锈色，胸胁疼痛，按之更甚，烦躁不安，夜间谵语。舌质偏红，脉弦紧。与大青龙汤加新鲜竹沥半杯：

麻黄 9g，桂枝 6g，杏仁 15g，石膏 24g，甘草 6g，大枣 3 枚，生姜 3 片，新鲜竹沥半杯。

是夜，患者大汗淋漓，竟成分利而解，诸症悉减。

按： 肺炎固有分利解热之转归，但此项转归的生理机转，西医学未说明其原理。本方是否有促进分利解热之作用，有待于日后中西医结合之努力。

2. 妇女月经不调

江某，女，29岁，罹患月经不调已9个多月。经前烦躁易怒，每月来潮3～4次，经血量多，时而出现寒热，但不见出汗，同时伴有肢体疼痛，体重倦怠，口渴欲食冷饮，小便黄赤，大便秘结。舌质偏红苔黄，脉浮紧。根据仲师《金匮要略》原文："太阳中风，脉浮紧，发热恶寒，身疼痛，不汗出而烦躁者，大青龙汤主之。"故选用大青龙汤：

麻黄12g，桂枝6g，杏仁9g，石膏30g，甘草6g，大枣3枚，生姜3片。

水煎，1日分2次温服。服药1剂后，有明显出汗，患者自觉全身舒服，连服1个月后，月经每月来潮减少到1～2次，诸症均有改善。

三、桂枝汤（《伤寒论》）

处方组成

　　桂枝 3～9g，芍药 6～12g，甘草 3～9g，生姜 3～6 片，大枣 3～6 枚，以上 5 味共水煎（微火），去渣，1 日分 2～3 次服用，服后再饮热粥一小碗，以助药力。服后保温一时，遍身漐漐微似有汗者，效佳。

◉ 临证直觉诊断（一）——辨证

头痛发热，恶风恶寒，自汗身痛或伴有鼻塞喷嚏，干呕不止，头项疼痛。舌苔薄白，脉浮缓。

◉ 临证直觉诊断（二）——辨病

1. 普通感冒，流行性感冒，过敏性鼻炎。

2. 神经痛，头痛，腹痛，自主神经失调。

3. 妇女妊娠或产后之感冒头痛，妊娠恶阻，月经不调。

4. 原因不明的低热不退，身重倦怠，肢体酸痛，皮肤瘙痒。

5. 本方是调和营卫，改善体质，防止感冒的基本处方。

◉ 临证直觉诊断（三）——辨体质

体质偏弱，贫血倾向，畏寒倦怠，体格消瘦，肌肉较少。

◉ 慎用或禁忌

风寒表实证、风热表证或温病初起者应慎用或禁忌本方。

◉ **临床加减应用**

1. 普通感冒，流行性感冒 本方加荆芥、黄芩、白芷。

2. 过敏性鼻炎 本方加苍耳子、辛夷、薄荷。

3. 神经痛，头痛 本方加藁本、川芎、钩藤。

4. 腹痛 本方加延胡索、吴茱萸、干姜。

5. 自主神经失调 本方加夜交藤、茯苓、酸枣仁。

6. 妇女妊娠或产后之感冒头痛 本方加防风、荆芥、白芷。

7. 妊娠恶阻 本方加半夏、伏龙肝、陈皮。

8. 月经不调 本方加当归、桃仁、牡丹皮。

9. 原因不明的低热不退，体重倦怠，肢体酸痛，皮肤瘙痒 本方加白薇、葛根、地肤子。

10. 本方是调和营卫，改善体质，防止感冒的基本处方 本方可根据情况加黄芪、刺五加、干姜。

◉ **作者七十年临证医案与心得**

1. 产妇感冒

刘某，女，21岁，初产妇。是年春季分娩，产后7天患感冒发热，头痛鼻塞，自汗较多，畏风体重，拥被卧。头裹毛巾，面色苍白，舌质淡红，苔薄白，脉浮缓。证属产后营卫不和，治当调和营卫，方用桂枝汤，处方：

桂枝9g，白芍9g，甘草6g，大枣3枚，生姜4片。

患者服药3剂后各种症状均缓解。半月后，又有低热37.5℃，自汗，偏头痛，疲劳感，诊之脉细弱。因患者正在授乳中，自觉乳汁亦感缺乏，儿啼不安，夜间二度出汗。予以防己黄芪汤少效，乃改投桂枝加黄芪汤。药后微热与头痛即退，汗出逐渐减少。服药十余剂后诸症消失，乳汁却有增多。

2. 虚弱儿童之感冒鼻炎

乔某，女，7岁。经常感冒，鼻塞流涕，有时低热头痛。其母带来门诊，称某医院诊为过敏性鼻炎。检视该儿面白少血色，眉心隐现青筋，两侧扁桃体肿大。询得睡眠时常出汗，不思饮食，且有尿床症。诊得脉细。治以滋阴和阳，调和营卫，给予桂枝汤小剂量：

桂枝 3g，白芍 3g，甘草 3g，大枣 3 枚，生姜 2 片。

嘱间日服。持续 1 个月，食欲增进，感冒低热、食欲不振等现象大大减少，尿床亦显著改善。此后改用小建中汤，仍用小剂量，继服 1 个月后恢复了健康。

按：我在临床上改善虚弱儿童体质常用 3 张方剂，即：小柴胡汤，桂枝汤，小建中汤。但适应证各有不同。小柴胡汤适用于腺病质虚弱儿童的淋巴结和扁桃体肿大，肺门淋巴结核，有低热或虚寒，虚热等。舌苔白腻，脉细数，符合少阳经病证者。桂枝汤适用于表虚，易出汗，发热恶风，脉浮弱，符合太阳经病证者。小建中汤适用于贫血，虚寒，腹中痛，表虚里亦虚，不如前两方病证的伴有表邪外感，发热恶风寒等证者，此则属于《金匮要略》虚劳里虚诸不足的杂病类证也。以上 3 方，辨证选用，小剂量，坚持长期服用，往往能收改善体质的功效。

3. 坐骨神经痛

颜某，男，38 岁。1 年多来自觉右侧臀部疼痛，放射至同侧大腿、小腿及足背等处，医院诊断为梨状肌综合征所致的坐骨神经痛，经过药物及理疗等处置，效果不佳。诊得患者体格偏瘦，颜面㿠白，时而鼻流清涕，恶风畏寒，出汗身重，右侧腰腿疼痛。舌质偏淡，苔薄白。证属阴阳失调，治以滋阴和阳，调和营卫，给予桂枝汤 7 剂：

桂枝 15g，白芍 15g，甘草 12g，大枣 6 枚，生姜 6 片。

药后右下肢疼痛及诸证均有减轻，连服 3 个多月，疼痛消失。

四、葛根汤（《伤寒论》）

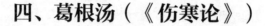

处方组成

葛根 9～12g，麻黄 6～9g，桂枝 6～9g，芍药 9～12g，甘草 6～9g，生姜 3～6 片，大枣 3～6 枚。以上 7 味，先煎葛根，麻黄，去白沫后，加入其余 5 味再煎，去渣，1 日分 3 次温服。

◉ 临证直觉诊断（一）——辨证

恶寒发热，头痛无汗，颈项肩背肌肉强急（相当于现代解剖学项背肩部的肌肉群呈紧张感或强直性痉挛），舌苔薄白，脉浮或浮紧。

◉ 临证直觉诊断（二）——辨病

1. 普通感冒，流行性感冒，支气管炎。

2. 急性肠炎，痢疾初期。

3. 结膜炎，角膜炎，扁桃体炎，中耳炎，鼻炎，鼻窦炎。

4. 颈肌扭伤（落枕），肩关节周围炎（漏肩风），颈椎病。

5. 荨麻疹，湿疹，丹毒，皮肤化脓性炎症初期。

◉ 临证直觉诊断（三）——辨体质

体质较好，体格壮实，多见于体力劳动者或身强力壮之中青年。

◉ 慎用或禁忌

太阳表虚，体质虚弱，体格瘦弱者应慎用或禁忌本方。

◉ 临床加减应用

1. 普通感冒、流行性感冒 本方加荆芥、防风、银花。

2. 支气管炎 本方加麻黄、杏仁、棉花根。

3. 急性肠炎，痢疾初期 本方加地锦草、厚朴、重楼。

4. 结膜炎，角膜炎 本方加野菊花、鱼腥草、穿心莲。

5. 扁桃体炎，中耳炎 本方加蚤休、鱼腥草、虎耳草。

6. 鼻炎，鼻窦炎 本方加苍耳子、辛夷、桔梗。

7. 颈肌扭伤（落枕），肩关节周围炎（漏肩风） 本方加接骨木、参三七、枳壳。

8. 颈椎病 本方加参三七、威灵仙、红花。

9. 荨麻疹，湿疹 本方加白鲜皮、地肤子、茯苓。

10. 丹毒，皮肤化脓性炎症初期 本方加紫花地丁、蒲公英、野菊花。

◉ 作者七十年临证医案与心得

1. 外感风热证

李某，女，12 岁。于初夏突患外感发热，头痛身痛，胸闷无汗，呼吸气粗。患儿颜面潮红，自诉头痛如裂，左肩胛痛，鼻塞微鸣。诊之舌质淡红，苔薄白，脉浮数。证属太阳表邪将进入阳明之先兆。乃与葛根汤：

葛根 6g，麻黄 3g，桂枝 3g，芍药 9g，甘草 3g，生姜 3 片，大枣 3 枚。

服药 3 剂，胸项面颌间发现麻疹，相当稠密，经过平顺而愈。

2. 慢性鼻窦炎

傅某，男，52 岁。患慢性鼻窦炎已有二十余年，两鼻腔时流脓性浊涕。患者平时喜爱酗酒，血压高时自觉头痛，伴有颈项发硬等症。予以葛根汤加桔梗、辛夷：

葛根 12g，麻黄 6g，桂枝 9g，芍药 12g，桔梗 9g，辛夷 3g，甘草 6g，生姜 6 片，大枣 6 枚。

服药 5 剂，头痛显著减轻，连服十余剂，鼻流浊涕亦大大减少，遗憾的是该患者缺乏恒心，不愿持续服药，结果带病终生，68岁时因患脑出血去世。

按： 葛根汤加桔梗、辛夷治疗鼻窦炎有显著疗效。对慢性严重患者亦能见效，轻症患者若能坚持治疗，则有根治的可能。

3. 性神经衰弱并慢性鼻窦炎

金某，男，31岁。自诉性神经衰弱，早泄，腰部酸痛，同时还患有慢性鼻窦炎，伴有头痛，尤其是全额眉棱骨痛，记忆力减退。患者体格壮实，舌质偏淡，苔微黄厚腻，脉滑有力。考虑证属痰热扰神，治以镇静安神，投柴胡加龙骨牡蛎汤5剂，效果不显。改用葛根汤加川芎、桔梗：

葛根12g，麻黄6g，桂枝9g，芍药12g，川芎6g，桔梗9g，甘草6g，生姜3片，大枣3枚。

药后头痛著减，心情舒畅，其他诸症均有好转，后仍以原方小剂量，嘱其坚持治疗，1个月后鼻窦炎不复发作，所谓性神经衰弱亦从而自愈。

4. 慢性肥厚性鼻炎

王某，男，40岁。长年罹患鼻塞，经五官科检查诊断为慢性肥厚性鼻炎，时感头痛头重，经种种治疗均无效果。予葛根汤加重麻黄剂量，并加辛夷：

葛根12g，麻黄12g，桂枝6g，芍药9g，辛夷6g，甘草6g，生姜3片，大枣3枚。

服用1个月后鼻塞大减，服药3个月后，鼻塞殆全消失。

按： 此外，我用葛根汤治疗慢性鼻窦炎多例，均有明显改善症状的效果。慢性鼻窦炎是一种比较顽固的疾患，虽然可用手术治疗，但往往容易复发，如果患者条件不允许较长时间服药，则难以根治此疾患。因此如何将此药方改制剂型，以方便患者服用，这个问题值得进一步研究。

5. 肩关节周围炎

任某，男，65岁。主诉左肩胛酸痛，左上肢不能上举，夜间或遇寒后疼痛更甚。经针灸及理疗后未见显效。患者体格健硕，营养状况良好，无风湿痛史。舌质偏红，苔黄腻。辨证属太阳痉证，予葛根汤：

葛根9g，麻黄3g，桂枝6g，芍药9g，甘草6g，生姜3片，大枣3枚。

数日后，患者来复诊时高兴地说，服药3剂后痛即大减，现晚间已不痛，唯举手梳头尚有困难。乃嘱其仍守原法，持续服药以巩固疗效，1个多月后痊愈。

6. 慢性头痛

陆某，男，32岁。自诉多年来经常发生头痛，索米痛片等止痛药之剂量越用越大。患者体格中等，营养状况良好，食欲正常，仅发病时睡眠不佳，他无所苦。给予柴苓汤，服药7剂后，症状略感减轻，但是在复诊那天又在发作中。可见患者不仅头痛如带紧箍，其时项背及肩部肌肉亦有痉挛性抽搐痛。此乃葛根汤证，因即改用葛根汤：

葛根9g，麻黄3g，桂枝3g，芍药9g，甘草3g，生姜3片，大枣3枚。

7剂后大显效果，再予小剂量令坚持服药，数月来未见复发。

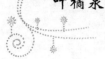

五、小青龙汤（《伤寒论》）

处方组成

麻黄 3～15g，桂枝 6～15g，半夏 9～15g，芍药 9～24g，细辛 3～9g，五味子 9～15g，甘草 6～12g，干姜 3～18g，水煎服。

◉ 临证直觉诊断（一）——辨证

恶寒发热，咳嗽喘息，呼吸急迫，咳痰盛多，多呈白色泡沫样或水样稀痰，舌苔薄白或水滑，脉弦。

◉ 临证直觉诊断（二）——辨病

1. 普通感冒，流行性感冒。

2. 急、慢性支气管炎，支气管哮喘。

3. 百日咳，肺炎，胸膜炎。

4. 慢性鼻炎，过敏性鼻炎。

5. 急性肾炎，肾病综合征。

6. 急性结膜炎，泪囊炎。

7. 皮肤湿疹，水疱疹。

8. 关节炎。

◉ 临证直觉诊断（三）——辨体质

体质与体格中等，颜面及上半身浮肿，心窝部常能听见振水音。

⦿ 慎用或禁忌

外感风热、痰热内蕴者或肺阴虚之干咳无痰者应慎用或禁忌本方。

⦿ 临床加减应用

1.普通感冒，流行性感冒　本方加防风、葛根、黄芩。

2.急、慢性支气管炎，支气管哮喘　本方加棉花根、款冬花、地龙。

3.百日咳，肺炎　本方加杏仁、一点红、鱼腥草。

4.胸膜炎　本方加全瓜蒌、橘络、参三七。

5.慢性鼻炎，过敏性鼻炎　本方加鹅不食草、苍耳子、辛夷。

6.急性肾炎，肾病综合征　本方加白茅根、薏苡仁、泽泻。

7.急性结膜炎，泪囊炎　本方加穿心莲、谷精草、白菊花。

8.皮肤湿疹，水疱疹　本方加蝉蜕、蒺藜子、荆芥。

9.关节炎　本方加威灵仙、络石藤、羌活、独活。

⦿ 作者七十年临证医案与心得

1.急性支气管炎

范某，男，40岁（1937年，由弟子介绍来诊，是其亲戚）。患者主诉为咳嗽气急咯血。诊得患者无肺结核病史，体格壮实，发热恶寒，咳逆甚剧，除咳出水样泡沫痰以外，还频频咯血，或痰中夹血。患者自觉头痛且重，脉浮数。此乃小青龙汤证，故处方小青龙汤加石膏汤：

麻黄9g，桂枝6g，半夏9g，芍药12g，细辛3g，五味子12g，石膏15g，甘草6g，干姜3g。

弟子显惊讶状，若疑惧麻桂姜辛等不敢服，因嘱在我处暂住，当日煎服中药，1剂后当即咳喘著减，血止而痰涎亦著减，连服3剂愈。

予因谓某弟子曰：此乃急性支气管炎，其人内有水饮，剧咳而咯血，非肺结核也，此属小青龙汤证而烦热甚者。麻黄不但平喘咳，且有止血作用，水饮冲逆之剧咳，非麻桂姜味辛夏祛水不为功。仲景经方之随证施治，乃有是证，用是方，不得拘泥于药性之寒热温凉和升降浮沉也。

2. 流行性感冒导致嗅觉丧失

陶某，女，42岁。体格肥胖，平素患有过敏性鼻炎，每到3、4月份，两眼发痒，鼻塞流涕，喷嚏频频，易患感冒。3个月前罹患流行性感冒，恶寒高热，肢体酸痛，不思饮食，1周后症状缓解，食欲亦逐渐恢复，但自觉嗅觉不灵，平时喜食之咖喱味亦闻不出。患者颇为苦恼，去医院五官科接受诊治，医师认为是鼻黏膜中的嗅神经被流感病毒损伤所致，因使用抗生素效果不佳，转到针灸科后针刺迎香等穴位亦未见效。

诊得患者咳嗽痰多，痰呈泡沫状，鼻流水状涕，时有喘鸣，畏寒肢冷。舌质偏淡，苔薄滑。舌边有齿痕，脉浮略数。证属寒饮伏肺，拟小青龙汤加苍耳子、薄荷：

麻黄6g，桂枝6g，半夏9g，芍药9g，细辛3g，五味子9g，苍耳子9g，薄荷3g，甘草6g，干姜3g。

患者服上方7剂后，咳嗽咯痰、流涕喘鸣等俱减。原方继服1个月后嗅觉有所改善，连续服用4个月后，患者不仅能闻出咖喱味，还能区别出化妆品和粉尘的气味。

六、麻杏石甘汤（《伤寒论》）

处方组成

麻黄 3～12g，杏仁 6～15g，石膏 12～30g，甘草 3～9g。以上 4 味，以水共煎，先煎麻黄，去上沫，入诸药，再煎，去渣，1 日分 3 次温服。

◉ 临证直觉诊断（一）——辨证

发热喘咳，时而咳嗽剧烈，痰液黏稠。口渴欲饮，有汗或无汗，或有鼻塞鼻煽。咽痛头痛，面目浮肿。舌尖偏红，苔薄白或薄黄，脉滑数或浮数。

◉ 临证直觉诊断（二）——辨病

1. 普通感冒，流行性感冒。

2. 鼻黏膜炎，副鼻窦炎。

3. 支气管炎，支气管哮喘，支气管肺炎。

4. 急性结膜炎，角膜溃疡，眼睑麦粒肿。

5. 小儿外感咳喘，百日咳，麻疹并发肺炎，遗尿。

6. 痔疮，睾丸炎等。

◉ 临证直觉诊断（三）——辨体质

体质较好，体格健壮。颜面轻度浮肿，皮肤较为粗糙，痰液及鼻涕均偏黏稠。口渴欲食冷饮，常觉口苦口干。

◉ **慎用或禁忌**

肺气虚弱或风寒外袭所致的喘咳者应慎用或禁忌本方。

◉ **临床加减应用**

1. 普通感冒，流行性感冒 本方加葛根、防风、穿心莲。

2. 鼻黏膜炎，副鼻窦炎 本方加鹅不食草、苍耳子、辛夷。

3. 支气管炎，支气管哮喘，支气管肺炎 本方加棉花根、杏仁、鱼腥草。

4. 急性结膜炎，角膜溃疡，眼睑麦粒肿 本方加野菊花、黄芩、蒲公英。

5. 小儿外感咳喘，百日咳，麻疹并发肺炎 本方加银杏、黄芩、鱼腥草。

6. 小儿遗尿 本方加桂枝、黄芪、饴糖。

7. 痔疮，睾丸炎 本方加槐花、黄柏、土茯苓。

◉ **作者七十年临证医案与心得**

1. 小儿百日咳

孙某，男，9岁。起初为感冒发热，第2天即出现阵发性痉挛性咳嗽，痰结喉内，不易咳出，时而痰中带血，口渴欲冷饮，略有出汗。以上症状至今已有3周多。诊得患儿体格较壮，面目浮肿。舌尖偏红，苔薄黄，脉浮数。

根据发热喘咳、痰黏口渴、有汗面肿等症，给予麻杏石甘汤，处方：

麻黄6g，杏仁9g，石膏12g，甘草6g。

以上4味，先煎麻黄，去沫后加入诸药，再煎，去渣后，1日分4～5次频频温服，5剂而愈。

2. 支气管肺炎

程某，女，53岁。1周前出现剧烈咳嗽，咳黄色痰，时而痰中带血，发热不退，呼吸急促，食欲不振，全身倦怠。西医诊断其为支气管肺炎。该患者的丈夫是本院（江苏医院）中药房药剂师，带其来中医科诊治。

诊得患者体力尚可，因1周来咳嗽剧烈，夜不能眠，因而面部虚浮，时感头痛，鼻涕与痰液均较黏稠。患者连呼口干口苦，欲饮凉水。舌边及舌尖红赤，苔黄，脉滑数。

考虑以上属麻杏石甘汤证。开处方时，患者丈夫带着不解之表情问道：患者发热咳嗽，痰中有时带血，为何还用温性之麻黄呢？我回答说：方证药证诊治疾病是从整体考虑，并不拘泥于某一两味药之性味，何况麻黄能宣肺气，除肺邪。结果我还是处方麻杏石甘汤：

麻黄 9g，杏仁 15g，石膏 30g，甘草 6g。

水煎，每隔 1～2 个小时口服 1 次。

服药 2 剂后，患者感觉症状有明显减轻。效不更方，以原方继服 1 周后症状均消失。

七、麻黄附子细辛汤（《伤寒论》）

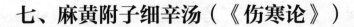

处方组成

麻黄3～9g，附子3～9g，细辛3～6g，水煎服。

◉ 临证直觉诊断（一）——辨证

头痛身痛，恶寒无汗，身疲体倦，手足不温，咳嗽咳痰。舌质偏淡，苔薄白或白腻，脉微细或沉细。（属太阳少阴两感证）

◉ 临证直觉诊断（二）——辨病

1. 感冒。

2. 牙痛。

3. 副鼻窦炎。

4. 过敏性鼻炎。

5. 三叉神经痛。

6. 周围性颜面神经麻痹。

7. 支气管炎。

8. 肺炎。

◉ 临证直觉诊断（三）——辨体质

偏于阳虚体质，体格中等或健壮，平时身重倦怠。

◉ 慎用或禁忌

阴虚或湿热证者应慎用或禁用本方。

◉ **临床加减应用**

1. 感冒　本方加荆芥、防风、生姜。

2. 牙痛　本方加白芷、徐长卿、细辛。

3. 副鼻窦炎　本方加鹅不食草、孩儿茶、葛根。

4. 过敏性鼻炎　本方加苍耳子、辛夷、白芷。

5. 三叉神经痛　本方加藁本、七叶莲、荜茇。

6. 周围性颜面神经麻痹　本方加鲜杨树皮、桂枝、干姜。

7. 支气管炎　本方加旋覆花、紫苏子、百部。

8. 肺炎　本方加白前、紫菀、羊乳（桔梗科）。

◉ **作者七十年临证医案与心得**

1. 三叉神经痛

荣某，女性，44 岁。1954 年 4 月初诊。

患者诉 1 个多月前觉右侧颜面疼痛，在西医院被诊断为三叉神经痛，因治疗效果不显而来中医院求诊。来诊时患者右侧颜面疼痛，遇冷风或用冷水洗脸时则疼痛加剧。夜间入眠后疼痛容易发作。平时畏寒，夜间盖着厚棉被还时常被冻醒。

诊见患者体格中等，虽已是春季，患者仍穿着厚厚的大衣。颜面呈青白色，精神不振，言语低微。触摸患者右侧颜面无灼热感。舌质淡红，苔薄，脉沉细。

证属寒凝过盛，血滞络阻，治以温阳祛寒，养血通络。方选麻黄附子细辛汤加味：

麻黄 6g，附子 6g，细辛 3g，藁本 9g，荜茇 6g。

患者服用上方 7 剂后，三叉神经痛发作次数减少，疼痛减轻。再投原方 14 剂，三叉神经痛痊愈。

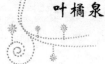

八、大承气汤（《金匮要略》）

处方组成

大黄9～24g（后下），厚朴6～15g，枳实9～15g，芒硝6～12g（冲），加水先煎厚朴、枳实，去渣后加入大黄，再煎5～10分钟，去药渣后加入芒硝溶化后，1日分2～3次温服。大便通畅后则可停服。

◉ 临证直觉诊断（一）——辨证

腹部胀满且发硬，按之坚硬或疼痛。大便干结，多日不解。发热出汗，头痛且胀，身体沉重，烦躁不安。重者甚至出现谵语神昏、意识模糊等症状。舌苔干黄或焦黑，脉沉实。具备"痞、满、燥、实、坚"等五证作为大承气汤证之诊断依据。

◉ 临证直觉诊断（二）——辨病

1. 粘连性肠梗阻。

2. 急性胰腺炎。

3. 急性肠炎，急性阑尾炎。

4. 急性胆囊炎，胆道蛔虫症。

5. 急性肝炎。

6. 类风湿性关节炎，风湿性关节炎。

7. 脑血管意外。

◉ 临证直觉诊断（三）——辨体质

体质较强，体格中等或健壮。

◉ 慎用或禁用

孕妇或产后血虚者，平素胃肠虚弱者，年老体弱者，或外有表实证者，均当慎用或禁用。

◉ 临床加减应用

1. 粘连性肠梗阻　本方加赤芍、红藤、木香。

2. 急性胰腺炎　本方加四川大金钱草、柴胡、蒲公英根。

3. 急性肠炎，急性阑尾炎　本方加败酱草、薏苡仁、牡丹皮。

4. 急性胆囊炎，胆道蛔虫症　本方加四川大金钱草、郁金、乌梅。

5. 急性肝炎　本方加石打穿、蒲公英根、黄芩。

6. 类风湿性关节炎，风湿性关节炎　本方加接骨木、威灵仙、木瓜。

7. 脑血管意外　本方加丹参、槐花、龙胆草。

◉ 作者七十年临证医案与心得

1. 阳明腑实证

殷某，女性，62 岁，苏州市东山人。1951 年秋季初诊，患者家属代诉称患者已 10 天未进食，7 天未解大便，昏沉卧床不起，不言语。家人以为患者已"临近死亡"，为她更衣，移床于厅堂，准备送终。但患者仍有心跳和呼吸，患者长子邀我去出诊。

视患者仰卧在床，两眼紧闭，终无言语。测体温有低热，腹诊可见腹胀如鼓，按之皱眉，脉弦实。患者便秘多日，肠道已无收缩能力，不能自主排便。我戴上手套从患者肛门中挖出弹子大黑色粪块 2 粒，落地有声，并滚向墙角。

我分析患者虽然两眼紧闭，卧床不起，昏沉不语，肠道无力，不能排便，但腹诊可见腹胀如鼓，按之皱眉，7 日未解大便，脉弦实，故断为肠内燥屎，阳明腑实证。我即处方大承气汤：

大黄 9g（后下），厚朴 9g，枳实 12g，芒硝 9g（冲）。

1 剂灌服后，稍候患者即可听到腹部肠鸣辘辘，次日大便 2 次，形如羊粪，便后即感轻松。3 天服完 3 剂中药，患者即可翻身，坐在床上，喊着要吃稀饭。1 周后渐渐恢复正常。

按：大承气汤原为效力准确之泻下剂，运用范围广泛，不拘何种急性热病，凡急性胃肠炎、急性胰腺炎、急性肝胆疾患、伤寒、肺炎、疟疾、痢疾、麻疹等，具有"痞、满、燥、实、坚"等五证，再加上舌苔干燥、脉沉实者，均可选用本方。

我以前治疗发病 1 周内之伤寒病（真性肠热证）患者，如果其体格壮实伴有便秘腹满、舌苔干燥厚腻者，给其服用大承气汤 1、2 剂后，即可见患者之舌苔变薄，干燥程度有所改善，食欲亦逐渐增进。这是由于大承气汤能够清除患者肠内积滞，营养物质始能接受，故肠出血等并发症均可避免，预后亦为良好。但是疾病初起即便溏而体力衰弱者不得妄用本方，此亦不可不知。其他实例甚多，不及备载。

2. 急性胰腺炎

朱某，男性，57 岁。1964 年 3 月初诊，家属代诉称其昨晚参加宴会，吃了许多油腻菜肴，并喝了数杯 60° 白酒，回家后又进食了 1 小袋油炸花生米和 2 杯黄酒。至深夜患者自觉上腹部疼痛，且逐渐加剧，并时而向腰背部放射，伴恶心呕吐。次日凌晨，患者被送到南京市内的江苏医院（现为南京肿瘤医院）急诊室，测体温为 39.2℃，血胰酶 1800 单位，白细胞 14500/mm³，中性粒细胞 91%，值班医师诊断其为急性胰腺炎。医师在问诊时了解到，患者曾有抗生素过敏史，与家属商量后决定不给患者使用抗生素，而采用中医中药治疗。此时已是凌晨 5 点多，医师把患者转入内科病房给其做静脉点滴。当天一早，病房医师来门诊中医科邀我去病房会诊。

诊患者神志尚清，颜面潮红，烦躁不安，口干欲饮。按其腹部偏硬，稍重按患者即诉疼痛。大便已 4 天未解。舌质偏红，苔薄黄腻少津，脉沉迟带弦。证属阳明腑实证，按脏腑辨证此为中焦湿热，阻塞胰管，不通则痛，治以清热利湿，解毒通便，选用大承气汤加味：

大黄 12g（后下），厚朴 9g，枳实 9g，芒硝 9g（冲），四川大金钱草 30g，柴胡 9g，蒲公英根 15g。

患者服药后排了 2 次大便，症状有所缓解，上腹部疼痛减轻，热度亦降至 37.6℃。次日再给其服用大承气汤去枳实，加败酱草，另外，将大黄与芒硝的剂量做了调整：

大黄 6g（后下），厚朴 9g，芒硝 6g（冲），四川大金钱草 30g，柴胡 9g，蒲公英根 15g，败酱草 12g。

第 2 剂服用后，大便完全通畅，上腹部疼痛等诸症消失，体温恢复正常。测定血象，除白细胞与中性粒细胞仍略高以外，血胰酶已恢复正常。我关照病房医师可以停服中药，再住院数日即可出院。

按：本例患者发病后及时住进医院，加之其有抗生素过敏史，所以辨证选用大承气汤加减，使患者的急性胰腺炎得到了治愈。

众所周知，急性胰腺炎是急腹症的一种，是因暴饮暴食等因素导致胰酶在胰腺内被激活后引起胰腺组织水肿、出血的炎症反应。临床上有一部分重症患者可能会出现胰腺坏死，继发腹膜炎及休克等症状，这种类型的患者病死率比较高。有条件的情况下，对急性胰腺炎患者应尽量采用中西医结合治疗。

九、大黄牡丹皮汤（《金匮要略》）

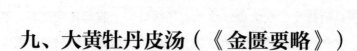

处方组成

大黄 9 ～ 18g，牡丹皮 9 ～ 15g，冬瓜子 12 ～ 30g，桃仁 9 ～ 15g，芒硝 9 ～ 12g（冲），水煎顿服。

◉ 临证直觉诊断（一）——辨证

右下腹按之疼痛或有反跳痛，或触及肿块，或下肢不能伸直，或下肢伸直时右下腹疼痛加剧，或伴有恶寒发热，便秘尿黄。舌质偏红，苔黄腻或黄厚腻，脉迟紧或弦紧。

◉ 临证直觉诊断（二）——辨病

1. 急、慢性阑尾炎。

2. 脑出血。

3. 急性化脓性扁桃体炎。

4. 急性胰腺炎。

5. 胆石症。

6. 妇女月经不调。

7. 妇女盆腔炎。

8. 肛肠疾患（肛周炎，痔疮）。

9. 外科疖肿等感染症。

◉ 临证直觉诊断（三）——辨体质

便秘或瘀血体质，体格中等或强壮。

◎ **慎用或禁忌**

高龄者，孕妇或体虚便溏者应慎用或禁用本方。

◎ **临床加减应用**

1. 急、慢性阑尾炎　本方加败酱草、连翘、野菊花。

2. 脑出血　本方加丹参、槐花、龙胆草。

3. 急性化脓性扁桃体炎　本方加山豆根、金银花、玄参。

4. 急性胰腺炎　本方加过路黄、柴胡、蒲公英根。

5. 胆石症　本方加过路黄、郁金、蒲公英根。

6. 妇女月经不调　本方加丹参、艾叶、五灵脂。

7. 妇女盆腔炎　本方加土茯苓、苦荬菜、白薇。

8. 肛肠疾患（肛周炎，痔疮）　本方加败酱草、苦参、白鲜皮（内服加外用）。

9. 外科疖肿等感染症　本方加紫花地丁、韩信草、七叶一枝花。

◎ **作者七十年临证医案与心得**

1. 急性阑尾炎

韩某，男性，17 岁，江苏省金坛区农民。1968 年 11 月初诊。

当时我在江苏省金坛区农村参加劳动。一天深夜，村里一位年轻男子突然腹痛，生产队长要我帮助去看看有无止痛方法。

诊见患者体格健壮，面容痛苦，侧卧在床。患者自诉最初感觉肚脐周围疼痛，随后疼痛移到右下腹部，而且疼痛逐渐加剧。按其腹部胀满，右下腹阑尾点有明显压痛和反跳痛，腹内未触及肿块。让患者呈仰卧体位，两下肢伸直时右下腹疼痛加剧。因当时无体温计，摸其额头估计其体温至少有 38℃。虽然无条件验血象，但基本可以诊断为急性阑尾炎。我关照患者父亲立即送患者去医院做手术切除。但他说医院太远，深更半夜无法搬送，问我能否给其儿服点中药止痛。抱着救人第一的原则，我急问患者白天是否已解过大便，患者诉已有 3 天未解。观其舌质暗紫，苔黄腻，脉弦紧。证属热毒与血瘀停滞肠中，治以泄热化瘀，散结消肿。方选大黄牡丹皮汤：

大黄 12g，牡丹皮 9g，冬瓜子 15g，桃仁 12g，芒硝 9g，水煎服。

患者家属去镇上敲开药店门配来 1 剂中药，患者服药后下半夜解了 3 次大便，随后腹部疼痛逐渐减轻。患者家属喜出望外，要我开方，第二天再去镇上配药。我郑重地向患者家属解释了手术治疗急性阑尾炎的重要性。家属被说服后，第二天一早将患者送到县人民医院接受了阑尾切除手术。外科医师在手术中见到患者阑尾肿胀充血，但尚无穿孔，所以没有出现腹膜炎。数日后患者顺利出院。

2. 肛门周围炎

袁某，男性，59 岁，干部。1969 年 12 月初诊。

患者自诉数日前开始感觉肛门部位肿痛，恶寒发热，大便 4 天未解，小便黄赤。患者数年前患肝炎于江苏医院住院治疗时曾是我的病人。他知道我现在五七干校中心医务室出门诊，特地赶来句容县桥头镇找我诊治。

诊见患者体格较健，面色红里透黑，按其腹部胀满较甚，右下腹可触及数个肿块（可能为降结肠内之粪便），局部有轻度压痛，但无反跳痛。肛门周围红肿热痛。这显然是肛门周围炎。舌质偏红，苔黄厚腻，脉弦紧。

证属热毒蕴结肠中，治以泄热解毒，方选大黄牡丹皮汤：

大黄 9g，牡丹皮 9g，冬瓜子 12g，桃仁 15g，芒硝 9g，水煎服。

患者服用上方 1 剂后大便通畅，继服 3 剂后，肛门周围之红肿热痛等症悉除，康复如初。

十、大黄附子汤（《金匮要略》）

处方组成

大黄 6 ～ 15g，附子 6 ～ 12g，细辛 3 ～ 6g，水煎服。

◉ 临证直觉诊断（一）——辨证

腹部胀满，疼痛或剧烈疼痛，或伴有腰背疼痛，畏寒发热，四肢冷感，大便秘结。舌苔白腻，脉紧弦。

◉ 临证直觉诊断（二）——辨病

1. 胆道疾病（胆囊炎，胆石症）。

2. 慢性胰腺炎。

3. 阑尾炎。

4. 肠粘连之疼痛。

5. 非特异性溃疡性结肠炎。

6. 糖尿病性肾病。

7. 妇女盆腔炎。

8. 坐骨神经痛。

9. 细菌性痢疾。

◉ 临证直觉诊断（三）——辨体质

体质较好，体格中等或健壮，大便秘结。

◉ **慎用或禁忌**

非寒积实证者或孕妇、有出血倾向者，应慎用或禁用本方。

◉ **临床加减应用**

1. 胆道疾病（胆囊炎，胆石症） 本方加四川大金钱草、郁金、茵陈。

2. 胰腺炎 本方加四川大金钱草、柴胡、蒲公英根。

3. 阑尾炎 本方加败酱草、薏苡仁、大黄。

4. 肠粘连之疼痛 本方加大腹皮、延胡索、乌药。

5. 非特异性溃疡性结肠炎 本方加拳参、铁苋菜、白及。

6. 糖尿病性肾病 本方加啤酒花、楤木根皮、杜仲叶。

7. 妇女盆腔炎 本方加墓头回、苦参、土茯苓。

8. 坐骨神经痛 本方加威灵仙、续断、制川乌。

9. 细菌性痢疾 本方加石榴果实皮、臭椿根皮、艾叶炭。

◉ **作者七十年临证医案与心得**

1. 急性胆囊炎，胆石症

黄某，女性，44岁，某部队干部家属。1972年9月初诊。

患者诉3天前参加友人结婚典礼，吃了许多油腻食品，并喝了不少白酒，回家后倒头即睡。深夜突感腹痛如刀绞一般，伴有畏寒发热，手足发凉，还多次出现恶心呕吐。

患者的胆囊内十多年前就有一鸽子蛋大小的结石，每逢过食油腻食品或饮酒后即感上腹胀满或疼痛。以前服用部队医院处方的大柴胡汤后，不适症状即可解除。这次患者服用了大柴胡汤后症状却未见改善，而畏寒发热及手足发凉等症状似乎更甚。

患者发病第4天时，该部队医院邀我去会诊。我进入病房时看见患者正躺在床上呻吟，体形较胖。患者自诉右上腹痛甚，伴有胀满感，大便3天未解。我抚摸其四肢冷如冰块，右上腹有明显之压痛，左下腹可触及较硬之宿便。舌质淡红，舌苔白厚腻，脉紧且弦大。

我认为此非大柴胡汤之热实内结证，而属寒实内结证。治疗应从温下着手，以温阳祛寒，润肠镇痛。故选用大黄附子汤：

大黄 12g（后下），附子 6g，细辛 3g。

患者服用该方 2 剂后热退痛止。

复诊时，我告诉患者及其家属，患者胆囊里鸽子蛋大小的结石是一隐患，如果不愿做手术切除的话，那平时就应该禁酒，坚持素食，减少糖盐的摄入，并要保持大便通畅（1 日 2 次更佳），争取将体重维持在正常范围之内。

2. 手术后肠粘连之疼痛

田某，男性，21 岁，插队知识青年。1971 年 6 月初诊。

患者自诉 1 年半前因突发右下腹疼痛，在当地公社医院被诊断为急性阑尾炎，并行阑尾切除术。术后切口愈合良好，但是，不久右下腹即常出现阵发性牵拉般之疼痛，服用止痛药或注射止痛针后疼痛得以暂时减轻，但三天两头频繁发作，影响农业劳动。患者甚感苦恼，曾去南京市第四人民医院就诊，被诊断为阑尾手术后肠粘连。

患者的父母均为五七干校成员，遂将患者带到干校中心医务室中医科让我诊治。从外表上看患者体格健壮，但是精神萎靡，面色少华。患者自诉食欲与睡眠均无异常，只是稍感劳累后右下腹即感疼痛，疼痛剧烈时坐立不安，满头大汗。有时还感到腹部充气胀满及身体畏寒，手足发凉。身体不佳时大便 3、4 天不解，需灌肠后才能排出。腹诊可见腹部膨满，按右下腹时有明显压痛，但无反跳痛。舌质偏暗，苔白腻，舌根部白厚腻，脉紧弦。

根据患者自诉及脉舌诊断，我考虑其除了有痛证、寒证以外，还有里实之证，故采用大黄附子汤：

大黄 15g（后下），附子 9g，细辛 3g。

方中大黄清热化瘀，荡涤肠胃，附子祛风寒湿邪，治厥冷腹痛，辅以细辛之辛温润通，可祛除脏腑之寒凝结气。

患者服药 7 剂后，腹痛程度有所减轻，继服 7 剂后疼痛的间隔时间亦有延长。再次复诊时，患者诉每天要下田干活，煎服中药很不方便，并称大便已能每天解出。因此我把大黄剂量做适当调整，让中药房将该处方制成水泛丸药，嘱其隔日 1 剂，再服 7 剂。

　　2 周后，患者父母来我处称其子症状已有好转，并不解地问我，以前其子服了许多止痛中药都未见效果，而这次仅仅用了 3 味药，却有如此效果，真是不可思议！我回答说，中医讲究"方证疗法"，而不是以病名为对象。你家儿子的疾病所表现出的是大黄附子汤证，所以服用大黄附子汤后见到了效果。

十一、麻子仁丸（《伤寒论》）

处方组成

麻子仁 120 ～ 240g，厚朴 60 ～ 120g，芍药 90 ～ 180g，枳实 90 ～ 180g，杏仁 90 ～ 180g，大黄 90 ～ 180g，以上 6 味按比例调配，研细末后水泛为丸，每次 6 ～ 9g，每日 2 次，温开水送服。也可作汤剂服用，用量按原方比例调整。

◉ 临证直觉诊断（一）——辨证

大便秘结，数日不解或排出不畅，小便频数。出汗较多，口干舌燥，脘腹胀满。舌质淡红或偏红，苔黄且干，脉沉滑或沉数。

◉ 临证直觉诊断（二）——辨病

1. 蛔虫性肠梗阻。

2. 习惯性便秘。

3. 体虚者及老人肠燥便秘。

4. 产后便秘。

5. 痔疮便秘。

6. 痔疮出血。

7. 肛门疾患手术后的便秘。

8. 癌症患者放化疗所致的便秘。

◉ 临证直觉诊断（三）——辨体质

体质一般或偏弱，体格中等或偏瘦小。

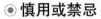

◎ **慎用或禁忌**

本方为缓下之剂，方中含有大黄，故凡有习惯性流产之孕妇应慎用或禁忌本方。

◎ **临床加减应用**

1. 蛔虫性肠梗阻 本方加乌梅、槟榔、使君子。

2. 习惯性便秘 本方加决明子、当归、柏子仁。

3. 体虚者及老人肠燥便秘 本方加无花果、桃仁、人参。

4. 产后便秘 本方加黄芪、太子参、生地黄。

5. 痔疮便秘 本方加瓜蒌仁、生地黄、麒麟菜。

6. 痔疮出血 本方加侧柏叶、地榆、荆芥炭。

7. 肛门疾患手术后的便秘 本方加党参、白芍、冬瓜仁。

8. 癌症患者放化疗所致的便秘 本方加刺五加、薏苡仁、郁李仁。

◎ **作者七十年临证医案与心得**

1. 乙状结肠癌术后及放疗后所致的便秘

吴某，男性，79 岁，干部。1973 年 2 月初诊。

患者诉数月前解大便出现异常，时而大便秘结难解，时而腹痛腹泻，有时甚至还解出黏液血性便，体重在数月中减轻 11 斤。患者在家属陪同下去南京肿瘤医院就诊，医师为其行钡剂灌肠法检查，发现乙状结肠中部有一处隆起物。患者 1 周后住进外科病房接受外科手术治疗。医师将患者的腹腔打开后，确认在乙状结肠里有一处新生物，当场在新生物上取少量组织送病理科做冰冻切片检查。病理科报告提示该组织里有腺癌细胞，于是医师当场把肿瘤切除，并将乙状结肠之两端组织也做了部分切除。由于当时医师用肉眼无法确认剩余的乙状结肠及其周围组织是否有癌细胞转移，为安全起见，手术后医师又给患者做了 2 个疗程的钴 60 放射治疗。

患者手术和放疗后恢复良好，体重略有增加，只是饮食无味，尤感痛苦的是严重便秘，数日不能解出，服用西药泻剂后方可解出少许颗粒状粪便，但会引起腹部胀满，甚为痛苦。患者还诉口干咽燥较甚。根据患者的要求由外科沙主任介绍来中心医务室中医科就诊。

诊见患者体格中等，神疲倦怠，口唇干燥并有两三处皲裂。腹诊时左下腹可触及宿便之硬块。舌质红，苔薄黄干燥，脉沉且滑。证属肠干燥热，大便不通，治以增液泄热，润肠通便。考虑到患者高龄体弱，且手术与放疗刚刚结束，不宜采用烈性泻剂，故选用《伤寒论》之麻子仁丸加刺五加：

麻子仁 15g，厚朴 9g，芍药 9g，枳实 9g，杏仁 12g，大黄 9g，刺五加 15g，水煎服。

先配汤剂服用 1 剂。

二诊：上方服用 1 剂后，患者自觉腹中时有轻度咕咕作响，腹部胀满稍有减轻，口干咽燥等症亦有改善，但无排便。嘱患者再服 1 剂原方。

三诊：患者诉服药后，晚间排出少量粪便，呈褐色状，质地较硬。关照患者继续服药，并将汤剂改为水泛丸，1 日 2 次，每次 6g，温开水送服。

四诊：患者诉连服 3 天丸剂后，解了 1 次大便，解时比较费力，粪便质地仍较硬。我向患者解释，造成这种肠燥便秘的主要原因是手术和放疗所产生的影响，加上高龄的因素，而要改变这种状态需要时间。患者听后表示理解，愿意将丸药继续服用下去。

以后随访，患者称平均 1 ～ 2 天里能解 1 次大便，乙状结肠术后的状态亦颇为稳定。

十二、十枣汤（《伤寒论》）

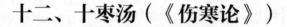

处方组成

芫花、大戟、甘遂各等量，共研细末后拌匀，装入小号胶囊，每粒装0.5g。空腹时，以大红枣9枚煎汤送服2～4粒胶囊（剂量根据病情及药后反应进行调节），日服1次。为防止过度腹泻，可备热稀粥，随时饮服。

◉ 临证直觉诊断（一）——辨证

心下痞硬，牵致胸胁疼痛，或胸背掣痛不得息，干呕短气，头痛目眩，水肿腹胀，大小便不利。舌苔白，脉沉弦或弦紧。属于实证者。

◉ 临证直觉诊断（二）——辨病

1. 各种原因所致的胸腔积液。
2. 各种原因所致的腹腔积液。
3. 心包积液。
4. 小儿肺炎。
5. 支气管哮喘。
6. 肾性浮肿。
7. 流行性出血热。
8. 类风湿性关节炎。

◉ 临证直觉诊断（三）——辨体质

体质壮实，体格中等或健壮。

◉ 慎用或禁忌

虚证，出血倾向者及孕妇应慎用或禁用本方。

◉ 临床加减应用

1. 各种原因所致的胸腔积液　本方加鲜车前草、葶苈子、鸭跖草。

2. 各种原因所致的腹腔积液　本方加汉防己、茯苓、猪苓。

3. 心包积液　本方加车前子、白芥子、葶苈子。

4. 小儿肺炎　本方加羊乳（桔梗科植物）、瓜蒌皮、竹茹。

5. 支气管哮喘　本方加满山红、鼠李根皮、矮地茶。

6. 肾性浮肿　本方加白茅根、三白草、垂盆草。

7. 流行性出血热　本方加野菊花、鱼鳖金星、板蓝根。

8. 类风湿性关节炎　本方加羌活、独活、乌梢蛇。

◉ 作者七十年临证医案与心得

1. 肺腺癌伴有胸腔积液

肖某，男性，51 岁，排球教练。1977 年 9 月初诊。

患者诉 3 周前因咳嗽、痰中带血，伴有低热，去医院检查时被怀疑为肺癌，1 周前住进肿瘤医院胸外科病房。经过进一步检查，右胸部第 3 肋以下叩诊呈浊音，医师听诊时发现右肺呼吸音减低，X 光拍胸片提示右侧第 2 肋以下的胸腔内有积液。因患者自觉胸部胀闷，呼吸不适，病房医师为其抽出血性胸水 100 多毫升，并从穿刺出的肿瘤组织里找到了腺癌细胞。

患者伴有胸水的肺癌均属晚期状态，已无法手术切除。胸外科医师感到束手无策。2 天后患者被转到肿瘤内科病房。由于腺癌细胞对放射治疗和化学疗法都不敏感，内科只做对症治疗。看到病情一直在进展，胸腔内的积液也在逐渐增多，患者感觉呼吸越来越困难，该院邀我去会诊，希望能给患者缓解一下胸水所致的痛苦症状。

诊见患者身高体壮，肌肉发达，尚无明显消瘦，面色略为苍白，表情紧张，不时在做深呼吸运动。患者诉说自己平时不吸烟不喝酒，从小练习排球，身体一直很好，何以患上此病，非常不解。目前最难受的是胸闷，时感呼吸困难，偶尔感觉右胸部疼痛，并牵至右上臂及右侧肩胛骨。

一诊：观其右胸廓饱满，呼吸运动减弱，叩诊呈明显浊音。腹部略为膨胀，无压痛与反跳痛，亦无腹水。舌质淡红，苔薄白根部略白腻，脉沉有力。

证属水饮壅盛，治以逐饮祛水。方选仲师之十枣汤：

芫花、大戟、甘遂等量，研细末后拌匀，装入小号胶囊，每粒装 0.5g。

空腹时，大红枣 9 枚煎汤送服 2 粒胶囊，日服 1 次。为防止过度腹泻，建议患者将主食换成热稀粥，随时饮服。

二诊：患者称昨天服药 1 个多小时后即腹泻 2 次，大便质地偏软，无腹痛等副作用。我关照病房医师将第 2 剂的剂量加至 4 粒，服法同前。

三诊：患者诉昨天药后间断性腹泻 6 次，遵医嘱小量服用热粥数次。自觉胸闷有所减轻，呼吸时也感觉轻松了不少。因患者当时没有接受 X 光胸片复查，仅以此推测其胸水有所减少。

于是改用参苓白术散加刺五加、羊乳（桔梗科植物），以补气养血，调理脾胃。但不久后患者又感胸闷，呼吸不畅。院方又让我去会诊，又恢复采用前 3 次的方法治疗后，患者症状同样有所改善。以后的几个月里，患者病情相对稳定。翌年 10 月，患者因肺癌脑转移而离世。

按：肺腺癌是肺癌病理分型里的一个种类，病因与吸烟关系不大，发病原因至今不明。该患者住入医院时病情已属晚期，内科只做对症疗法。为解除患者胸水所致的呼吸困难等痛苦症状，中医采用十枣汤祛逐胸水，取得暂时性的效果，虽然未能根治癌症，但从本例病案里可以看出只要辨证合理，中药可以缓解癌症患者的症状，甚至能延长患者的生存期。这里顺便提一下，位置远离纵隔，且尚未转移的早期肺腺癌患者，经手术切除后大部分可以获得痊愈。因此 40 岁以上的中老年男女每年接受 1 次癌症普查就显得极为重要。

十三、小柴胡汤（《伤寒论》）

处方组成

柴胡 3～24g，半夏 6～12g，黄芩 9～12g，人参 6～9g，甘草 6～9g，大枣 3～6 枚，生姜 3～5 片，水煎服。

◉ 临证直觉诊断（一）——辨证

发热或持续低热，上腹部膨胀苦满或有压痛，心烦喜呕，口苦咽干，食欲不振，耳聋目赤。舌苔滑，脉弦。

◉ 临证直觉诊断（二）——辨病

1. 支气管炎，肺炎，胸膜炎。

2. 肺结核，淋巴结核。

3. 肝炎，胆囊炎，胆结石。

4. 胰腺炎，慢性胃肠炎。

5. 扁桃体炎，中耳炎，腮腺炎，鼻窦炎。

6. 妇女乳腺炎，子宫颈部及附件炎症，月经不调。

7. 圆型脱发症，性神经衰弱。

8. 小儿腺病体质。

9. 疟疾。

10. 丹毒。

◉ 临证直觉诊断（三）——辨体质

体质尚可，体格中等偏瘦，肌肉较为结实，颜面萎黄或苍白，皮肤缺乏润度。

◉ 慎用或禁忌

太阳病证或阳明热盛者应慎用或禁忌本方。

◉ 临床加减应用

1. 支气管炎，肺炎　本方加白芥子、款冬花、橘红。

2. 胸膜炎　本方加葶苈子、橘络、鲜车前草。

3. 肺结核，淋巴结核　本方加仙鹤草、龟甲、冬虫夏草。

4. 肝炎　本方加五味子、丹参、石打穿。

5. 胆囊炎，胆结石　本方加过路黄、郁金、茵陈蒿。

6. 胰腺炎　本方加蒲公英全草、大青叶、婴奥叶。

7. 慢性胃肠炎　本方加蒲公英根、白术、陈皮。

8. 扁桃体炎，中耳炎，腮腺炎　本方加野菊花、鱼腥草、虎耳草。

9. 鼻窦炎　本方加苍耳子、辛夷、薄荷。

10. 妇女乳腺炎　本方加蒲公英全草、王不留行、紫花地丁。

11. 子宫颈部及附件炎症，月经不调　本方加墓头回、土茯苓、丹参。

12. 圆型脱发症　本方加牡蛎、杨柳枝、黑芝麻。

13. 性神经衰弱　本方加龙骨、牡蛎、阳起石。

14. 小儿腺病体质　本方加黄芪、刺五加、饴糖。

15. 疟疾　本方加青蒿、臭梧桐、乌梅肉。

16. 丹毒　本方加紫花地丁、蒲公英全草、野菊花。

◉ 作者七十年临证医案与心得

1. 肺门淋巴结核

游某，男，6岁。体质瘦弱，数年来时常感冒发热，扁桃体肿胀，频频咳嗽，流鼻涕。近2个多月来，略感疲劳后即于午后出现低热37.3～37.5℃。食欲不振，口苦咽干，颈项左侧有淋巴结2～3个，推移活动，触之不痛。

面色苍白，诊脉细数。予小建中汤不应。经进一步检查诊断为肺门淋巴结核，证属邪入少阳，改用小柴胡汤原方。处方：

柴胡 3g，半夏 6g，黄芩 6g，人参 1.5g，甘草 1.5g，大枣 3 枚，生姜 1 片。

连服 7 剂，低热消退，食欲稍增。再与 10 剂，嘱间日服 1 剂。经过顺利，服药过程中不复感冒，仍继续间日服本方，3 个月而痊愈。

2. 无黄疸型肝炎

胡某，男，45 岁，干部。数年前曾患无黄疸型肝炎，经住院治疗而愈。近几年来每当劳累后即感体重倦怠，胸胁苦闷，肝区隐痛，食欲不振，餐后腹胀，口苦但不欲饮水，测无热度。大便正常，小便时而色黄。肝功能检查结果无明显异常。舌质淡红，苔薄白，脉细微弦。治以和解少阳，与小柴胡汤。处方：

柴胡 12g，半夏 9g，黄芩 9g，人参 6g，甘草 6g，大枣 3 枚，生姜 3 片。

先服 8 剂，肝区疼痛著减，食欲稍增，继服 10 剂，隔日 1 剂，渐次复原。

3. 疟疾

张某，男，36 岁。突然发热，热度高达 39.8℃。全身关节肌肉酸痛，倦怠无力，口中苦涩，不思饮食，验血检查发现三日疟原虫。患者拒服西药，来院要求服用中药。诊得患者颜面略赤，结膜发红，舌质偏红，苔薄白而干，脉弦数。证为邪入半表半里，采用小柴胡汤加臭梧桐、乌梅肉。处方：

柴胡 15g，半夏 9g，黄芩 12g，人参 6g，臭梧桐 12g，乌梅肉 15g，甘草 6g，大枣 3 枚，生姜 3 片。

以和解少阳，2 剂而愈。

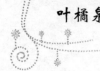

十四、柴胡桂枝汤（《金匮要略》）

处方组成

柴胡6～15g，桂枝6～12g，人参9～12g，黄芩6～12g，半夏6～12g，芍药6～15g，甘草3～9g，大枣3～6枚，生姜3～6片，水煎服。

◉ **临证直觉诊断（一）——辨证**

寒热往来，汗出恶风，头痛头晕，鼻塞流涕，口苦咽干。胸胁苦闷，不思饮食，恶心呕吐，心烦易怒，腹痛体痛。舌质淡红或偏红，苔薄黄或薄白，脉浮或浮弦。

◉ **临证直觉诊断（二）——辨病**

1. 普通感冒。
2. 流行性感冒。
3. 过敏性鼻炎。
4. 支气管炎。
5. 肺炎。
6. 肺结核。
7. 急性胃炎。
8. 胃／十二指肠溃疡。
9. 慢性肝炎。
10. 早期肝硬化。
11. 胆囊炎，胆石症。

12. 自主神经失调症。

13. 癫痫。

14. 风湿性关节炎。

15. 坐骨神经痛。

16. 妇女妊娠恶阻。

17. 房事时阴茎疼痛。

◉ 临证直觉诊断（三）——辨体质

部分患者属过敏体质，体格偏瘦弱。

◉ 慎用或禁忌

没有太阳病证与少阳病证者应慎用或禁用本方。

◉ 临床加减应用

1. 普通感冒　本方加防风、荆芥、白芷。

2. 流行性感冒　本方加大青叶、金银花、鱼鳖金星。

3. 过敏性鼻炎　本方加苍耳子、辛夷、白芷。

4. 支气管炎　本方加百部、棉花根、紫菀。

5. 肺炎　本方加羊乳（桔梗科）、鱼腥草、板蓝根。

6. 肺结核　本方加龟甲、地骨皮、葎草。

7. 急性胃炎　本方加高良姜、小茴香、吴茱萸。

8. 胃 / 十二指肠溃疡　本方加木香、川楝子、白及。

9. 慢性肝炎　本方加石打穿、红花、虎杖根。

10. 早期肝硬化　本方加丹参、茜草根、珍珠草。

11. 胆囊炎，胆石症　本方加过路黄、郁金、蒲公英（全草）。

12. 自主神经失调症　本方加浮小麦、钩藤、酸枣仁。

13. 癫痫　本方加睡莲根、龙骨、牡蛎。

14. 风湿性关节炎　本方加松节、伸筋草、千年健。

15. 坐骨神经痛 本方加威灵仙、独活、宣木瓜。

16. 妇女妊娠恶阻 本方加伏龙肝、半夏、鲜生姜。

17. 房事时阴茎疼痛 本方加韭菜子、益智仁、车前子。

◉ 作者七十年临证医案与心得

1. 癫痫

汤某，男性，38岁。1972年9月10日初诊。

患者诉因患血吸虫病，今年春季口服锑剂后出现不良反应，医师认为是药物的副作用，经中西医结合治疗后症状有所缓解。几乎在同一时期，也就是半年前起，患者曾多次出现突然晕倒，痉挛咬牙，口吐白沫。每次发作时间持续2～3分钟，内科医师诊断其为癫痫病。

患者诉经常感觉胸胁苦满，头痛甚剧，心悸亢进，腹肌拘挛悸动，睡眠不安，食欲不振，大小便尚正常。诊见患者体格瘦长，面容忧郁，有时呈焦急惊怖貌。舌苔白腻尖红，六脉沉细。

我考虑虽然西医师已诊断其为癫痫，但是患者头痛甚剧，故嘱其再去神经精神病专科医院诊查，以排除脑型血吸虫病及脑内肿瘤等疾患。

二诊：同年11月8日，患者诉已去南京及镇江等地的专科医院接受检查，排除了其他疾患，仍被诊断为癫痫病，给服苯妥英钠、苯巴比妥、氯氮䓬、甲丙氨酯等西药。虽能昏糊入睡，但醒来后头痛更甚。尤其是癫痫病发作前头痛剧烈，发作次数也更加频繁，最近1个月里连续发作过4次。

诊其脉沉细弦紧，按其两侧腹肌拘挛紧张伴有动悸，胸胁部有苦满感。采用甘麦大枣汤（甘以缓急）与柴胡桂枝加龙骨牡蛎之合方（胸胁苦闷而动悸上冲）：

春柴胡10g，大白芍10g，淡黄芩5g，制半夏5g，潞党参8g，细桂枝6g，炙甘草6g，生龙骨9g，生牡蛎9g，钩藤9g，淮小麦30g，大枣6枚，鲜生姜3片。

此方中包含了柴胡桂枝汤，嘱其先服14剂。

三诊：患者喜形于色，称服药后即见大效，服完14剂后头痛大减，癫痫未发，腹肌拘挛稍减，胸胁苦满亦较舒，唯略有心慌，夜梦纷扰。仍予原方，嘱再服 14 剂。

四诊：服药后癫痫一直未发，腹肌拘挛及动悸等症均消失，精神恢复如常，脉象较缓软。与原方略事加减。此例追访 4 年，未闻复发。

按：采用柴胡桂枝汤治疗癫痫是值得探讨的一个课题。自日本医师相见三郎博士在临床上首先发现癫痫病患者多伴有"胸胁苦满"及"腹肌拘挛"等症，用小柴胡合桂枝加芍药汤（柴胡桂枝汤加芍药之量）治疗有显著疗效的报道后，此方引起了医学界的兴趣，日本医刊陆续发表了追加治疗报道和讨论的文章。有的医师说，癫痫患者只要有"胸胁苦满"或"腹肌拘挛"等腹症，使用柴胡桂枝汤后 88% 的病例有效。另外，也有一些医师说柴胡桂枝汤治疗癫痫病，不一定伴有此症者，一般都有效果。

日本医师从 433 例确诊的癫痫病例中，统计出 125 例完全治愈，79 例显著减轻。其中另有原因而中途停服中药者不计外，在治愈的病例中，症状消失而脑电图也同时恢复正常者，占 64%；症状消失而脑电图尚未恢复正常者占 36%。

近年来，笔者在中医门诊采用柴胡桂枝汤治疗成人与小儿癫痫二十多例，其中大多数患者伴有胸胁苦满及腹肌拘挛紧张等症状，取得较为满意的疗效。其余一小部分患者虽然未见显效，但亦能起到减轻症状或减少发病次数的效果。唯这些案例都是在五七干校医务室门诊治疗，无法进行深入探讨。希望有条件的医院对柴胡桂枝汤治疗癫痫病再行追试为幸。

2. 房事时阴茎疼痛

焦某，男性，31 岁。1962 年 10 月初诊。

患者诉 1 个多月前结婚同房后即下河游泳，以后每次同房时即感阴茎疼痛，疼痛的程度逐渐在加剧。除了阴茎疼痛以外，患者时感恶风，头重项强，睡眠多梦，烦躁不安。上腹胀闷，吃饭时见到油腻物即感恶心。患者特别感到难忍的是肢体内似有气体窜来窜去，有时也感觉肩、肘及膝等大关节疼痛。

诊见患者体格偏瘦，表情紧张，唉声叹气。按其两侧胁肋部位时，患者诉有苦满疼痛感。观其舌质偏淡，苔薄白，脉略浮带弦。此乃风寒侵入肝经导致房事茎痛，治以疏肝祛寒，理气温经，方选柴胡桂枝汤：

柴胡 6g，桂枝 9g，党参 12g，黄芩 9g，半夏 9g，芍药 12g，甘草梢 9g，大枣 6 枚，生姜 3 片，水煎服。

上方先开 7 剂，嘱其每次一定要趁热服用，生活上注意避寒，饮食中尽量少食生冷。

二诊：患者诉服药后同房时阴茎疼痛的程度减轻了许多。此外，恶风怕冷、头重项强、腹胀恶心等症状亦有好转，但是肢体内窜气，关节疼痛，以及不眠烦躁等症仍时有出现。患者继服 14 剂后，诸症进一步改善，遂嘱其隔日 1 剂，坚持服用。2 个多月后患者诸症均消。

十五、大柴胡汤(《伤寒论》)

处方组成

柴胡9~24g,芍药9~15g,黄芩9~12g,半夏9~12g,枳实9~15g,大黄1.5~12g,大枣3~6枚,生姜3~6片,水煎服。

◉ 临证直觉诊断(一)——辨证

剑突下的上腹部充实饱满,轻按有抵抗感或不适感,重按则有压痛感。腹部肌肉紧张。常伴有恶心呕吐,大便秘结。舌苔黄腻,脉弦有力。

◉ 临证直觉诊断(二)——辨病

1. 胆囊炎,胆结石,胰腺炎。

2. 黄疸性肝炎,肝功能异常。

3. 高血压病,脑血管意外。

4. 高脂血症,动脉血管硬化症。

5. 急性胃炎,便秘,痔疮。

6. 支气管哮喘。

7. 糖尿病。

8. 自主神经失调。

9. 急性阑尾炎。

10. 妇女痛经。

◉ 临证直觉诊断(三)——辨体质

体质较好,体格较强,营养良好,肌肉较为发达。

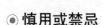

◉ **慎用或禁忌**

体质虚弱，体格瘦小，大便溏薄等里无实热积滞者应慎用或禁忌本方。

◉ **临床加减应用**

1. 胆囊炎，胆结石　本方加过路黄、芒硝、熊胆（可用猪胆代替）。

2. 胰腺炎　本方加芒硝、延胡索、川楝子。

3. 黄疸性肝炎，肝功能异常　本方加茵陈蒿、五味子、石打穿。

4. 高血压病，脑血管意外　本方加连钱草、白菊花、丹参。

5. 高脂血症，动脉硬化症　本方加车前子、槐花、丹参。

6. 急性胃炎　本方加黄连、连翘、厚朴。

7. 便秘，痔疮　本方加决明子、柏子仁、槐米。

8. 支气管哮喘　本方加麻黄、地龙、南天竹子。

9. 糖尿病　本方加椆木根皮、啤酒花、葛根。

10. 自主神经失调　本方加酸枣仁、合欢皮、茯神。

11. 急性阑尾炎　本方加牡丹皮、桃仁、薏苡仁。

12. 妇女痛经　本方加生蒲黄、五灵脂、土鳖虫。

◉ **作者七十年临证医案与心得**

1. 高血压病

林某，女，48岁。患者常觉胸脘郁闷，心悸怔忡，两胁下胀闷，时有微热，形寒头痛，恶心泛呕。测血压高至200/110mmHg，性情急躁，发作时颜面潮红，眩晕耳鸣。月经断断续续，有时量多，甚至2～3个月来潮1次，大便秘结，3～4日解1次，胸腹部有压痛。舌质偏红，苔薄黄，脉弦。治以和解少阳，缓下热结。方取大柴胡汤：

柴胡12g，芍药9g，黄芩9g，半夏9g，枳实12g，大黄3g，大枣3～6枚，生姜3～5片。

连服3剂，大便通畅，胸闷改善，续服10剂，血压下降至160/95mmHg。

此后，处方中之大黄改为 1.5g，间日服用，持续 10 剂而愈。

2. 急性胰腺炎

马某，女，41 岁。患者 2 天前左上腹出现阵发性疼痛，发热不退，恶心呕吐，时而吐出黄绿色酸水，住院后检血发现白细胞及尿淀粉酶之数据均超过正常值，被诊断为急性胰腺炎。该院邀我去会诊，诊得患者呈痛苦容貌，腹肌拘紧，左上腹及剑突下有压痛，按之更甚。口渴欲饮，伴有恶心呕吐，大便秘结，数日未行，小便黄赤。舌质偏红，苔黄厚腻，脉弦数。此属胆胃热实，疏泄不通之证。方用大柴胡汤加芒硝、延胡索、川楝子：

柴胡 9g，芍药 15g，黄芩 12g，半夏 9g，枳实 15g，延胡索 9g，川楝子 9g，大黄 9g，芒硝 12g，大枣 3 枚，生姜 3 片。

服药 3 剂后，大便通畅，各种症状均有缓解，体温亦恢复正常。继服 3 剂，症状有进一步改善，血、尿复查已属正常。嘱再配 7 剂，药后痊愈出院。

3. 胆结石症

陈某，男，32 岁。某日午饭后，突然恶寒高热，右上腹剧痛，伴有恶心呕吐，开始吐出胃内食物，后为黄绿色胆汁。腹痛时精神紧张，呈惊怖貌，甚至用自己的手指压迫舌根，欲促其呕吐。观其身强力壮，皮肤及眼结膜之黄疸鲜明，面目如妆金，大便秘结。舌苔黄腻，脉弦滑数。此属阳明腑实证，宜通腑泄热排石。方选大柴胡汤加芒硝、熊胆：

柴胡 3g，黄芩 6g，半夏 6g，芍药 6g，枳实 6g，生大黄 12g，芒硝 12g，大枣 9g，生姜 6g。

以上 9 味，水煎，1 日分 2 次温服。另以熊胆 1.5g，1 日分 2 次吞服。

时值夏令，嘱多吃西瓜，便于利水。上方服 15 剂后，大便逐渐通畅，黄疸亦有减退。一日，服中药后泻下稀便，便后捡得结石二十余粒，大者似黄豆，小者如绿豆，圆形、菱形不等，结石表面呈黄色，剖视内面呈黑褐色兼有灰白色。此后逐次以原方加减，服药 2 个月。据称在此以后的 4 年里，胆结石症未再复发过。

十六、四逆散（《伤寒论》）

处方组成

柴胡 6 ~ 9g，白芍 6 ~ 12g，枳实 6 ~ 12g，甘草 3 ~ 9g。水煎服。

◉ 临证直觉诊断（一）——辨证

胸胁与腹部胀满疼痛，心胸烦热，精神抑郁，手足厥冷，食欲不振，泄利下重。妇女伴有月经不调，乳房作胀。舌质偏红或红，苔薄黄，脉弦。

◉ 临证直觉诊断（二）——辨病

1. 传染性肝炎。

2. 胆囊炎，胆石症。

3. 胰腺炎。

4. 急性胃肠炎。

5. 过敏性结肠炎。

6. 急性阑尾炎。

7. 泌尿系结石。

8. 冠状动脉粥样硬化性心脏病。

9. 神经血管性头痛。

10. 肋间神经痛。

11. 妇女月经不调。

12. 妇女急性乳腺炎。

13. 妇女痛经。

14. 妇女闭经。

15. 妇女更年期综合征。

◉ 临证直觉诊断（三）——辨体质

体质中等或偏弱，或呈神经质体质，体格中等或偏瘦，颜面少华，表情冷淡，四肢偏凉。

◉ 临床加减应用

1. 传染性肝炎　本方加石打穿、蒲公英根、五味子。

2. 胆囊炎，胆石症　本方加过路黄、郁金、猪胆汁。

3. 胰腺炎　本方加乌药、香附子、大黄。

4. 急性胃肠炎　本方加半夏、苏叶、木香。

5. 过敏性结肠炎　本方加诃子、厚朴、绿萼梅。

6. 急性阑尾炎　本方加败酱草、牡丹皮、大黄。

7. 泌尿系结石　本方加金钱草、海金沙、白茅根。

8. 冠状动脉粥样硬化性心脏病　本方加全瓜蒌、丹参、薤白。

9. 神经血管性头痛　本方加川芎、藁本、防风。

10. 肋间神经痛　本方加白芷、丝瓜络、大青叶。

11. 妇女月经不调　本方加当归、茯苓、丹参。

12. 妇女急性乳腺炎　本方加蒲公英全草、通草、紫花地丁。

13. 妇女痛经　本方加五灵脂、茜草根、香附子。

14. 妇女闭经　本方加丹参、茜草根、红花。

15. 妇女更年期综合征　本方加钩藤、茯神、夜交藤。

◉ 作者七十年临证医案与心得

1. 胰腺炎

吴某，男性，43 岁，农民。1972 年 10 月初诊。

患者自诉 2 年前曾因腹痛被诊断为胰腺炎，经治疗后好转。1 年前因饮酒过度复发过 1 次。昨天因极度生气后突然又感上腹疼痛，走窜两胁及腰背部，疼痛时而加剧，伴有恶心呕吐，嗳气不适，没有食欲。患者由公社卫生院送来五七干校中心医务室后被确诊为胰腺炎复发，患者自己要求服用中药。观患者面呈痛苦貌，自称腹痛以外，两胸胁部满闷不适，嗳气频频。按患者左上腹有明显压痛，无反跳痛。舌质红，苔黄腻，脉弦数。

证属肝失条达，湿阻中焦，治以疏肝解郁，利湿通腑。方选四逆散加味：

柴胡 6g，白芍 12g，枳实 15g，乌药 12g，香附子 9g，大黄 12g（后下），芒硝 12g（另冲），甘草 9g，水煎服。

患者服药 2 剂后，1 天解了 4 次大便，上腹疼痛著减。原方去大黄、芒硝，加蒲公英根 15g，继服 7 剂后诸症消失。

2. 带状疱疹所致肋间神经痛

徐某，男性，24 岁，研究生。1983 年 11 月初诊。

患者自诉 1 周前因准备参加学会极度繁忙，几乎 3 天 3 夜没有睡觉。3 天前突然右侧胸胁部出现红色疱疹，局部疼痛较甚，在深呼吸、咳嗽或打喷嚏时疼痛加剧。患者立即去南京鼓楼医院（现南京医科大学附属医院）就诊，被诊断为带状疱疹所致的肋间神经痛。

患者体格瘦弱，神经体质，精神抑郁，表情紧张。除了右侧胸胁疼痛以外，腹部亦胀闷不适，烦躁易怒，不思饮食。四肢不温，大便不成形，时呈完谷不化。舌质偏红，苔薄微黄，脉弦。证属肝气失疏，脉络受阻，治以理肝解郁，疏络镇痛。方选四逆散加味：

柴胡 6g，白芍 12g，枳实 9g，路路通 12g，白芷 9g，丝瓜络 15g，大青叶 15g，甘草 9g，水煎服。

同时用适量新鲜大青叶捣烂涂敷患部，1 日 2 次。

患者用药 3 天后，患部疼痛有所减轻，再继续使用该方 1 周后，虽然右侧胸胁部带状疱疹仍存在，但是患部疼痛已基本消失。

十七、半夏泻心汤（《伤寒论》）

处方组成

半夏6～15g，人参3～12g，黄连3～6g，黄芩6～12g，甘草6～9g，干姜6～12g，大枣3～9枚，水煎服。

◉ 临证直觉诊断（一）——辨证

胃脘部痞满感，按之柔软，恶心呕吐，肠鸣腹泻，食欲不振或伴有精神不安，夜不能眠。按其胃脘部略有抵抗感，但不疼痛。舌质偏红，苔腻或白或黄，脉弦滑或濡。

◉ 临证直觉诊断（二）——辨病

1. 急性胃炎，急性肠炎，神经性胃炎。

2. 胃/十二指肠溃疡。

3. 贲门痉挛，胃下垂，胃扩张症。

4. 食管癌，胃癌。

5. 醉酒，口臭，口腔溃疡。

6. 肝炎，胆囊炎。

7. 妇女闭经，不孕症，妊娠恶阻。

8. 咯血。

◉ 临证直觉诊断（三）——辨体质

体质较好，体格中等。多见于中青年患者。

临床加减应用

1. 急性胃炎 本方加连翘，莱菔子、麦芽。

2. 急性肠炎 本方加地锦草、芩柏、赤石脂。

3. 神经性胃炎 本方加茯苓、木香、苏叶。

4. 胃／十二指肠溃疡 本方加芍药、乌贼骨末、参三七末。

5. 贲门痉挛 本方加芍药、急性子、厚朴。

6. 胃下垂，胃扩张症 本方加黄芪、升麻、芍药。

7. 食管癌，胃癌 本方加薏苡仁、诃子、野菱角。

8. 醉酒 本方加动物胆汁、苍术、猪苓。

9. 口臭 本方加羊蹄根、木通、薄荷。

10. 口腔溃疡 本方加野蔷薇根、灯心草、大黄。

11. 肝炎 本方加石打穿、虎杖根、山栀子。

12. 胆囊炎 本方加过路黄、郁金、茵陈蒿。

13. 妇女闭经 本方加桃仁、红花、茜草。

14. 不孕症 本方加丹参、益母草、杜仲叶。

15. 妊娠恶阻 本方加茯苓、伏龙肝、鲜生姜。

16. 咯血 本方加鲜生地、侧柏叶、大黄。

作者七十年临证医案与心得

1. 慢性肝炎，胃肠功能失调

丁某，男性，48岁。罹患肝炎已有三年余，目前自觉体重倦怠，右上腹肝区时觉疼痛，上腹部胀闷不适，见油腻物即感恶心呕吐，食欲不振，稍多吃一点就会出现腹部发胀，大便溏泄。有时感到精神不安，失眠多梦。患者因多年之疾病影响工作，来中医科要求服用中药。诊患者体格中等，颜面略为少华，按其胃脘部稍有抵抗感，无明显疼痛，胃内可闻及轻度振水音。舌质红，苔薄黄腻，脉细弦。

此属寒热互结，升降失调所致的胃肠功能失调症，拟半夏泻心汤：

半夏9g，东北红参6g，黄连3g，黄芩6g，甘草6g，干姜6g，大枣6枚，水煎服。

2周后患者除上腹仍感胀闷以外，恶心呕吐、食欲不振、大便溏泄等症均有改善。经连续服药2个多月，诸症基本消失，已能胜任正常工作。半年后，因工作极度紧张，饮食不节，以上症状复发，再以半夏泻心汤去东北红参，加刺五加12g，连服1个半月，症状缓解。继续隔日服1剂，持续2个月后症状消失，以后此病未再复发。

2. 慢性胃肠炎，胃扩张症

张某，男性，41岁。自诉5年来常感上腹部不适，最初之症状为每天早起泛吐清水，当时并未介意，渐渐症状加重，嗳气频频，常发呕吐腹泻，偶食荤腥油腻或不易消化之食物时则出现肠鸣腹泻。平时大便或溏或秘结，小便无异常。

诊得患者外形消瘦，面色萎黄，腹诊可见心下痞硬，按之无抵触感，时而闻及胃中有气过水声，下腹部亦有振水声。舌苔白腻而厚，脉左弦数，右滑数。我先给其平胃散合五苓散方，药后效果不显著。此乃水气聚结心下所致，改用生姜泻心汤：

东北红参3g，生姜12g，制半夏9g，黄芩4.5g，黄连3g，炙甘草4.5g，炒干姜9g，大枣4枚。

遂见效，连服二十余剂而愈。

3. 咯血

周某，男性，34岁。因患咯血邀我去出诊，进其家时见患者正在满口咯出鲜血。据家属称，经常请西医来家给其注射止血针剂，止血而复发者已多次。视患者体格壮实，面色红润，素无咳嗽咯痰等支气管或肺部疾患。

患者目前饮食睡眠尚好，唯喉头一旦发痒则咯出鲜血，大便间日行而偏干结。舌苔微黄且腻，脉滑大。证属心火亢盛，热毒蓄积，因予三黄泻心汤：

大黄9g，黄芩9g，黄连4.5g。

开水泡，另以鲜生地30g捣绞汁冲入，2剂而血止，连服15剂后未再复发。

十八、白虎汤（《伤寒论》）

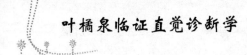

处方组成

石膏 18～60g，知母 9～18g，甘草 3～9g，粳米 15～30g。水煎服，每日 1 剂，重症患者每日 2 剂。

◉ 临证直觉诊断（一）——辨证

壮热气粗，多汗面赤，舌燥口渴且苦，欲饮冷水，眩晕烦躁，心下痞满。舌干少津，苔黄，脉洪大有力或浮滑数。

◉ 临证直觉诊断（二）——辨病

1. 流行性感冒，大叶性肺炎。

2. 流行性乙型脑炎。

3. 中暑。

4. 结膜炎，齿龈炎。

5. 急性肠炎。

6. 流行性出血热。

7. 风湿性关节炎。

8. 糖尿病。

9. 各种感染性及肿瘤性发热。

◉ 临证直觉诊断（三）——辨体质

体质一般，体格中等或略为消瘦。自觉身体灼热，他觉亦有皮肤灼热感。

◉ 慎用或禁忌

无热感口渴、大便溏薄或高龄虚寒、脉细或沉细者应慎用或禁忌本方。

◉ 临床加减应用

1. 流行性感冒 本方加银花、连翘、金银花。

2. 大叶性肺炎 本方加大青叶、板蓝根、鱼腥草。

3. 流行性乙型脑炎 本方加忍冬藤、穿心莲、板蓝根。

4. 中暑 本方加石膏、大青叶、茅根。

5. 结膜炎 本方加野菊花、谷精草、蒲公英。

6. 齿龈炎 本方加野蔷薇根、芦荟叶、黄芩。

7. 急性肠炎 本方加地锦草、翻白草、秦皮。

8. 流行性出血热 本方加景天三七、穿心莲、鱼鳖金星。

9. 风湿性关节炎 本方加虎杖、桑枝、晚蚕砂。

10. 糖尿病 本方加楤木根皮、鲜柿叶、鲜藕节。

11. 各种感染性及肿瘤性发热 本方加广豆根、鸭跖草、白花牻牛儿苗。

◉ 作者七十年临证医案与心得

1. 感染性高热

施某，男性，17 岁，学生。1940 年 8 月初诊。

患者自诉 3 天前发高热至 40℃，持续不解，头痛头胀，全身骨节酸痛，有时汗出后体温略降，但旋即形寒发热，似疟非疟。血液检查疟原虫为阴性，白细胞总数稍增高。口渴欲饮，舌质偏红，苔薄黄干燥，脉浮。考虑到患者具有白虎汤证以外，还有全身骨节酸痛、汗出怕风等症，于是我选以白虎加桂枝汤：

石膏 30g，知母 12g，甘草 6g，粳米 30g，桂枝 12g。

3 剂而愈。

2. 恶性淋巴瘤伴有高热

何某，男性，41 岁。1973 年 4 月初，因全身无痛性浅表淋巴结肿大，伴有持续低热等症状，在南京肿瘤医院被诊断为恶性淋巴瘤（非霍奇金淋巴瘤），住院进行化学疗法。第 1 个疗程尚未结束时患者突然出现高热，且持续不退。主管医师只好暂停化疗，给其输液，并使用解热剂，但效果不显。

该院邀我去会诊。视患者仰卧在床，虽然表情憔悴，但颜面红赤，高热气粗（40.2℃），烦躁不安，自诉甚感口渴，欲饮冷水。我抚摸其四肢及胸腹之皮肤有明显灼热感，汗水亦较多（护士在一旁不断用毛巾替他擦汗）。按其腹部较为坚满。观其舌干苔少，脉浮数有力。此乃表里有热，白虎汤证也。我与该院中医科沈主任讨论后决定选用白虎汤加鸭跖草、广豆根：

石膏 60g，知母 9g，甘草 6g，粳米 18g，鸭跖草 30g，广豆根 6g。

水煎，1 日分 3 次服用。

第 2 天，主管医师告诉我，患者体温已下降至 38.6℃，口渴仍较甚。诊其脉仍浮数，但较昨日略弱。考虑到患者数日来持续高热，阴液消耗过甚，处方里的知母不但有退热作用，还因其味苦而滋润，所以能养津液，故将知母的量调至 15g，再加明党参 12g（白虎加人参汤加味方），嘱再服 1 剂。第 3 天，患者的体温已恢复到化疗前的 37.6℃，其他诸症亦有减轻，主管医师准备第 4 天继续给其化疗。我开医嘱关照中药汤剂可以停服，为了维持效果，改用广豆根末每次 3g，1 日 2 次，另用鸭跖草 30g 煎汤送服。2 个多月后，主管医师又告诉我说，该患者按计划完成了化疗的全部疗程。

按：临床上，淋巴瘤患者在化疗过程中出现高热的病例并不少见，这种高热与一般的肿瘤发热（多为低热）性质上是不同的。淋巴瘤发热是由于病毒感染所致，一般不会超过 39℃，而化疗过程中出现的突然高热是属于药源性发热，或者是所谓二重感染。中医的传统治疗是按辨证论治来处方选药。本病例在确定白虎汤证的同时也参考了西医知识，选用了解热凉血之鸭跖草和抗感染、抗肿瘤之广豆根，所以获得了预期的效果。

十九、苇茎汤(《金匮要略》)

处方组成

芦根(即苇茎)60～120g,薏苡仁12～30g,冬瓜子9～15g,桃仁9～15g,水煎服。〈注:本方加羊乳(桔梗科植物)12～24g,鱼腥草15～30g,桔梗9～12g,称之为新加肺痈汤,其效更佳〉

◉ 临证直觉诊断(一)——辨证

咳嗽痰多,或咳出浓痰或鲜血,气味腥臭或恶臭,胸满烦热,或胸中作痛。舌质红,苔黄腻,脉滑数。

◉ 临证直觉诊断(二)——辨病

1.肺脓肿。

2.支气管扩张。

◉ 临证直觉诊断(三)——辨体质

体质一般或较强,体格中等或健壮。嗜好抽烟者。

◉ 慎用或禁忌

肺阴虚,高龄体衰,呼吸功能衰弱者应慎用或禁用本方。

◉ 临床加减应用

1.肺脓肿　本方加败酱草、龙芽草、七叶一枝花。

2.支气管扩张　本方加侧柏叶、鹿衔草、槐花、鱼腥草。

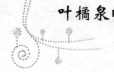

⊙ 作者七十年临证医案与心得

1. 支气管扩张

余某，男性，49 岁，苏州市吴县（现吴中区）农民。1948 年 6 月初诊。

患者自诉 10 天前出现咳嗽咳痰，痰黄质浓，时而带血，气味较臭，伴有胸闷身热，口渴欲饮，不思饮食。患者因经济条件不佳，未去西医医院接受诊治，故病名不详。视患者体格健壮，颜面略红。舌质偏红，苔薄黄，脉滑数。我用听诊器听取患者胸背部，可闻及明显的干湿性啰音，诊断其为支气管扩张，并抓住痰黄质浓、气味较臭这一特征，选用苇茎汤加味来宣肺止咳，清热化痰。处方药量较大：

芦根 90g（即苇茎），薏苡仁 24g，冬瓜子 18g，桃仁 15g，鱼腥草 30g。

患者服用该方 14 剂后，自觉症状大有改善，除了咳嗽咳痰有所减轻，胸闷身热亦有好转，饭量也有增加。患者自以为疾病已愈，加上生活困难，向我提出不愿再服中药。

我告诉患者，疾病尚未治愈，务必继续治疗为妥，但患者坚持要求停药。我考虑了一个不花钱的方法，建议患者自采鱼腥草服用。我让弟子陪患者家属去田边路旁认识鱼腥草的外形，接着又向患者解说该草之药效，并教其每天采集 10 株新鲜鱼腥草，洗净后切碎煎汤服。

到了 1949 夏季，患者又来我院就诊。问其近况，他回答说近半年多来症状稳定，偶有咳嗽咳痰，已无浓痰，另外胸闷身热、口渴欲饮等症状亦已消失，食欲已基本恢复正常。我下医嘱要他绝对戒烟，继续服用新鲜鱼腥草。

2. 肺脓肿

丁某，男性，54 岁，苏州东山农民。1946 年 9 月初诊。

患者自诉长期以来患有慢性支气管炎，1 周前出现畏寒高热，咳嗽咳痰，痰呈白色且量多，咳嗽时伴有胸痛。在苏州博习医院内科就诊时，医师根据症状结合实验室检查，同时行 X 线片检查，发现患者右肺上叶靠近胸膜处有 1 个阴影，故诊断其为初期肺脓肿。

患者经人介绍来我院诊治。观患者体格中等，面色红赤，呼吸较为急迫。

自诉昨日起痰色渐渐转黄，时而伴有恶臭气味，口干鼻燥，不思饮食。舌质红，苔薄黄，根部黄腻，脉浮数。测体温为 38.5℃。我考虑到肺脓肿是由葡萄球菌及厌氧菌等多种病原菌所引起的肺组织化脓性病变，患者目前虽属初期，但也是化脓性炎症的昌盛期，故从清肺解毒、止咳化痰着手，取大剂量之新加肺痈汤：

芦根 120g（即苇茎），薏苡仁 30g，冬瓜子 15g，桃仁 15g，羊乳 24g，鱼腥草 30g，桔梗 15g。

患者服药后第 2 天即咳出多量的黄浓痰，自觉胸部舒服多了。再服 7 剂后诸症均有改善，体温亦恢复至正常。只是患者诉药量太大，每次服药后感到胃肠的负担较重。于是我将剂量调整如下：

芦根 60g（即苇茎），薏苡仁 18g，冬瓜子 9g，桃仁 9g，羊乳 15g，鱼腥草 15g，桔梗 9g。

再服 14 剂后，患者感觉症状已大有好转，咳嗽咳痰、胸部疼痛等症状均有明显好转。我嘱其隔日 1 次，继服 14 剂。以后患者因农忙，没能再坚持服用下去，也未再去博习医院复查，因而未能最终证实肺内脓肿的变化情况，实属遗憾。

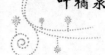

二十、葛根黄芩黄连汤(《伤寒论》)

处方组成

葛根 12～30g，黄芩 6～12g，黄连 6～12g，甘草 3～9g，水煎服。

◉ 临证直觉诊断(一)——辨证

发热腹泻，大便臭秽，肛门灼热。口渴欲饮，项背疼痛，胸脘烦热，小便短赤。舌质红，苔黄腻或黄厚腻，脉数。

◉ 临证直觉诊断(二)——辨病

1. 急性肠炎。

2. 细菌性痢疾。

3. 过敏性结肠炎。

4. 放射性大肠炎。

5. 病毒性心肌炎。

6. 血友病。

7. 口腔炎，口腔溃疡。

◉ 临证直觉诊断(三)——辨体质

体质较好，体格比较壮实。

◉ 慎用或禁忌

虚证、寒证者应慎用或禁用本方。

◉ 临床加减应用

1. 急性肠炎　本方加仙鹤草、石榴皮、广木香。

2. 细菌性痢疾　本方加地锦草、铁苋菜、白头翁。

3. 过敏性结肠炎　本方加地榆、芍药、厚朴。

4. 放射性大肠炎　本方加拳参、刺五加、参三七。

5. 病毒性心肌炎　本方加大青叶、山楂肉、玉竹。

6. 乙型脑炎　本方加板蓝根、金银花、鲜菖蒲。

7. 口腔炎，口腔溃疡　本方加野蔷薇根、芦荟、山豆根。

◉ 作者七十年临证医案与心得

1. 放射性大肠炎

钱某，男性，39 岁。1982 年 7 月初诊。

患者自诉因罹患原发性胃肠型恶性淋巴瘤住进肿瘤医院病房。接受放射治疗后，腹内的肿大淋巴结有明显缩小，但是放疗后出现发热及剧烈的腹泻等副作用，致使患者难以忍受，放疗科医师只好暂停对其治疗，邀我去会诊。

患者自诉每次腹部经钴 60 照射后，都感觉腹腔内有烧灼与重着感。每天腹泻数次至十数次，大便质黏有异味。由于频繁腹泻，导致肛门灼热肿痛，同时感觉全身发热，烦躁口渴，欲饮冷水。两颈背沉重胀痛，小便色黄量少。

诊见患者体格中等，无明显消瘦，面色潮红，按其腹部可触及数个如同橡皮硬度的肿物，其位置相对固定。肛门周围发赤肿胀，有轻度脱肛，直肠黏膜呈极度充血状。舌质偏红，苔黄腻，根部呈黄厚腻，脉弦数。

证属热毒温结，夹有湿热。治以疏表清热，解毒利肠。方选葛根黄芩黄连汤加味：

葛根 18g，黄芩 12g，黄连 9g，刺五加 30g，参三七粉 6g（另分 2 次冲服），甘草 9g，水煎服。

嘱先服 1 剂。

二诊：汗出热解，颈背重痛有所改善。大便次数亦有减少，但仍不成形，质黏有异味。原方再连服 3 剂。

三诊：大便每日 2～3 次，虽不成形，但质黏味异有所减轻，肛门肿痛也有缓解，饮食及睡眠亦较前好转。再处方 7 剂。与放疗科医师商量后，决定继续对其进行放射治疗。

四诊：每次放疗后，腹内仍感烧灼与重着感，每天腹泻 3～4 次，大便质黏有异味，但与以前相比均有显著减轻。嘱继续服用原方 7 剂。

五诊：放疗科医师告诉我，患者在本次放疗过程中虽然出现腹泻等副作用，但都处于能够耐受之范围。现在放射治疗已经全部结束，肿大的淋巴结也全部消失。我将原方做剂量调整后嘱其继续服用 14 剂以资巩固。调整后的处方为：

葛根 12g，黄芩 9g，黄连 3g，刺五加 15g，参三七粉 3g(另分 2 次冲服)，甘草 9g，水煎服。

以后医院每年对患者做回访调查，患者的淋巴瘤疾病没有再复发，身体转健，一直在坚持参加日常工作。

二十一、白头翁汤（《伤寒论》）

处方组成

白头翁 6～24g，秦皮 6～15g，黄柏 3～9g，黄连 3～12g，水煎服。

◉ 临证直觉诊断（一）——辨证

解脓血便，血多于脓，里急后重，小腹疼痛，发热心烦，口渴欲饮。肛门灼热，小便短赤。舌质红，苔黄腻或黄厚腻，脉弦数或滑数。

◉ 临证直觉诊断（二）——辨病

1. 细菌性痢疾。
2. 阿米巴痢疾。
3. 结肠炎。
4. 溃疡性结肠炎。
5. 泌尿系感染。
6. 妇女盆腔炎。
7. 结膜炎。

◉ 慎用或禁忌

长期下痢，湿邪重于热邪，或呈虚寒证者，应慎用或禁用本方。

◉ 临床加减应用

1. 细菌性痢疾　本方加地锦草、穿心莲、地榆。
2. 阿米巴痢疾　本方加槟榔、木香、芍药。

叶橘泉临证直觉诊断学

3. 结肠炎　本方加白及、枳壳、翻白草。

4. 溃疡性结肠炎　本方加拳参、景天三七、铁苋菜。

5. 泌尿系感染　本方加车前草、鱼鳖金星、瞿麦。

6. 妇女盆腔炎　本方加苦荬菜、白蔹、土茯苓。

7. 结膜炎　本方加野菊花、白蒺藜、谷精草。

⊙ 作者七十年临证医案与心得

1. 细菌性痢疾

顾某，女性，41 岁，江苏省句容县人。1972 年 8 月初诊。

患者 2 天前开始发热不退，腹痛腹泻，大便伴有脓血，全身倦怠，经当地赤脚医生诊断为急性肠炎，由当地公社卫生院介绍来江苏省五七干校中心医务室内科诊治。测体温 38.8℃，粪便镜检提示：白细胞（+++），脓细胞（+），当即被诊断为细菌性痢疾。因该患者患有乳腺癌，正定期在南京肿瘤医院接受钴 60 放射治疗，内科医师建议此次细菌性痢疾的治疗以服用中药为妥，故将其转至中医科。

诊患者面容憔悴，因肛门部位疼痛而不愿就坐木制椅子，站着接受诊疗。主诉目前腹痛腹泻仍较甚，1 日 6～7 次，里急后重，大便中伴有脓血。再一次向其询问，称血多于脓，肛门部有灼痛感，小便量少色黄。食欲全无，口干欲饮凉水。舌质偏红，舌根苔呈灰黄腻，前半部分舌苔黄腻，脉弦数。

此乃湿热之邪损伤肠管，治以清热燥湿、止痢镇痛，方选白头翁汤：

白头翁 18g，秦皮 12g，黄柏 6g，黄连 9g。

服药 3 剂后，诸症均有改善。再服 3 剂后基本治愈，只是食欲不振且倦怠无力。视舌苔呈灰白厚腻，犹如舌头上面铺了一层厚厚的地毯，易方平胃散：

苍术 9g，厚朴 6g，陈皮 6g，甘草 3g。

1 剂后食欲全开，嘱其隔日 1 剂。再服 7 剂后患者恢复了健康。

2. 慢性盆腔炎

丁某，女性，35 岁，江苏省金坛区人。1968 年 12 月，因单位工作需要，我被安排在江苏省金坛区农村。有一天，以前认识的当地医院的一位西医师陪同患者来找我诊治，征得组织同意后我便向丁某了解病状。原来丁某罹患盆腔炎已有1年多，月经不调，时而超前，时而推后。经色深红或伴有咖啡色血块，经期小腹疼痛剧烈，时有针刺般疼痛。平时带下量多，色黄质稠，气味恶臭。不思饮食，大便偏干，小便量少色黄，有灼热感，每当干重体力活或劳累后症状就会加剧。

观患者面色灰暗，体型偏瘦，按其小腹时患者皱眉，有明显压痛感。舌质暗红，苔黄腻，根部黄厚腻，脉弦数。证属湿热下注，血热夹瘀。治以清热利湿，凉血化瘀。处方白头翁汤加味：

白头翁21g，秦皮9g，黄柏6g，黄连9g，白薇15g，苦荬菜30g，土茯苓15g。

服药14剂后黄带数量减少，食欲增进，腹部疼痛亦有缓解。再以原方30剂，诸症已消，嘱其再坚持服用30剂，隔日1剂。

翌年，我被调到句容县的省五七干校中心医务室工作，患者曾来找过我，称基本恢复了健康，唯月经仍然不调，痛经仍较甚。我为其处方桂枝茯苓汤合当归芍药散，关照其每次月经来潮前服用7剂以达到调经止痛、理血化瘀之目的。

二十二、理中汤（《伤寒论》）

处方组成

　　人参 6 ～ 12g，白术 9 ～ 15g，炙甘草 3 ～ 9g，干姜 3 ～ 12g，以上 4 味水煎，1 日分 2 ～ 3 次服用，服后再饮热粥 1 小碗，以助药力。服后若感到腹中发热则效果更佳。

◉ 临证直觉诊断（一）——辨证

　　中焦虚寒所致下利不渴，腹痛呕吐，腹满纳差，或病后喜唾稀薄状涎沫。倦怠乏力，四肢发凉。大便溏薄，臭味较少，小便量多。腹诊可见腹部软弱无力或可闻及振水音。舌体胖大质淡，苔白润或白腻，脉沉无力或沉弦。

◉ 临证直觉诊断（二）——辨病

1. 急、慢性胃炎。

2. 胃神经官能症。

3. 消化道溃疡。

4. 胃下垂。

5. 慢性肾炎。

6. 类风湿性关节炎。

7. 糖尿病。

8. 荨麻疹。

9. 妇女妊娠恶阻。

10. 妇女功能性子宫出血。

◉ 临证直觉诊断（三）——辨体质

属弛缓性体质，体力偏弱，体格偏瘦，皮肤光泽少，肤色偏暗。胃肠功能虚弱或伴有内脏下垂，喜温畏寒，精神不振。

◉ 慎用或禁忌

中风体质，血压过高或大便秘结，痰液及鼻涕浓稠等实热证者应慎用或禁用本方。

◉ 临床加减应用

1. 急、慢性胃炎　本方加半夏、高良姜、吴茱萸。

2. 胃神经官能症　本方加柴胡、半夏、厚朴。

3. 消化道溃疡　本方加黄芪、延胡索、金铃子。

4. 胃下垂　本方加升麻、人参、黄芪。

5. 慢性肾炎　本方加杜仲叶、益母草、玉米须。

6. 类风湿性关节炎　本方加威灵仙、伸筋草、制草乌。

7. 糖尿病　本方加樱木、地黄、啤酒花。

8. 荨麻疹　本方加紫苏叶、防风、荆芥。

9. 妇女妊娠恶阻　本方加半夏、茯苓、伏龙肝。

10. 妇女功能性子宫出血　本方加阿胶、失笑散、侧柏叶。

◉ 作者七十年临证医案与心得

1. 急性胃肠炎

戴某，男性，32 岁，江苏省金坛区人。1969 年 10 月初诊。

患者因中午食用生冷食物而导致上吐下泻，腹部疼痛。当地赤脚医生跑来问我有什么中药可服？我被其引至患者家中，见患者面色灰暗，口唇苍白，两眼眶略微下陷，摸其手脚感到发凉。得知其患病已有 2 天，现胃中已无食物，仅吐出胃液和黄色胆汁，下泻液样便，两下肢小腿肚时而抽筋（腓肠肌痉挛）。腹诊可见腹壁较软，略重按则腹中咕咕作响。舌质偏淡，苔灰腻，脉沉细。

证属中焦虚寒之吐泻，治以温中回阳，镇呕止泻，拟理中汤加味：

别直参 9 g，白术 9 g，半夏 12 g，制附子 9 g，炙甘草 6 g，干姜 9 g。

每次服药后再进食 1 碗热稀粥，以助药力。连服 3 剂，吐泻已止，但患者仍感倦怠乏力，食欲不振，舌苔灰腻，继而给予香砂六君子汤：

党参 12 g，白术 9 g，茯苓 9 g，陈皮 6 g，半夏 9 g，香附子 9 g，缩砂 6 g，甘草 3 g。

隔日 1 剂，服用 7 剂后获效。

2. 妇女功能性子宫出血

于某，女性，41 岁，干部。1970 年 12 月初诊。

患者长期在五七干校附属机械厂用冷水洗刷器械，月经期间也不休息，因受寒劳累而导致身体不佳。她尤其感到痛苦的是每次月经来潮都要长达十多天，且量多，五七干校中心医务室妇科诊断其为功能性子宫出血。妇科张医师知道中药能治疗该病，故将患者转来中医科。

诊患者体型偏瘦，面黄无光泽，并伴有轻度浮肿，唇色不荣。患者自觉身重乏力，食欲不振，腹部胀满，腰部冷重，大便溏薄，小便清长。细问患者才知其虽月经期长，且量多，但颜色暗淡，质地也略稀。握患者四肢末梢感觉冰凉，局部患有冻疮。按其腹部感觉软弱无力。舌质偏淡，苔白略润，脉细无力。

我考虑此为脾虚气陷所致的弛缓型、虚寒性出血，治以益气温脾摄血，方拟理中汤：

东北红参 12 g，白术 9 g，炙甘草 9 g，干姜 12 g。

服药 3 周后经量有显著减少，遂嘱其于每次月经前服药 14 剂，连服 9 个月后，症状基本解除。

二十三、吴茱萸汤（《伤寒论》）

处方组成

　　吴茱萸6～12g，人参6～12g，大枣6～12枚，生姜9～21片，水煎服。

◉ 临证直觉诊断（一）——辨证

　　胃脘虚寒疼痛，泛酸嘈杂，干呕或呕吐，吐涎沫或下利。头痛烦躁，肩颈部发硬，四肢厥冷。上腹部膨满痞塞感，有时可闻及振水音。舌苔白滑，脉沉弦。

◉ 临证直觉诊断（二）——辨病

　　1. 头痛，偏头痛。

　　2. 急性胃炎，胃／十二指肠溃疡。

　　3. 急性肠炎，细菌性痢疾。

　　4. 膈肌痉挛（呃逆）。

　　5. 癫痫。

　　6. 自主神经失调症。

　　7. 梅尼埃病。

　　8. 小儿蛔虫症。

　　9. 妇女妊娠呕吐。

◉ 临证直觉诊断（三）——辨体质

　　体质偏弱且畏寒，体格偏瘦或中等。属虚证、寒证者。

⊙ **慎用或禁忌**

胃热较盛或肝阳上亢导致的恶心呕吐，泛酸嘈杂，头痛烦躁，肩颈部发硬者应慎用或禁忌本方。

⊙ **临床加减应用**

1. 头痛，偏头痛 本方加川芎、藁本、荆芥。

2. 急性胃炎，胃 / 十二指肠溃疡 本方加姜半夏、砂仁、甘草。

3. 急性肠炎，细菌性痢疾 本方加石榴果皮、臭椿根皮、艾叶炭。

4. 膈肌痉挛（呃逆） 本方加芍药、柿蒂、丁香。

5. 癫痫 本方加桂枝、柴胡、马宝。

6. 自主神经失调症 本方加酸枣仁、合欢皮、夜交藤。

7. 梅尼埃病 本方加桂枝、茯苓、猪苓。

8. 小儿蛔虫症 本方加使君子、乌梅肉、花椒。

9. 妇女妊娠呕吐 本方加半夏、茯苓、伏龙肝。

⊙ **作者七十年临证医案与心得**

1. 偏头痛

张某，女性，39 岁，小学教师。1964 年 7 月初诊。

患者自诉平素患有左侧偏头痛，每感受风寒或恼怒时即发作。且患有慢性胃炎，劳累或遇寒后胃部即感不适或有疼痛发作。近来因工作繁忙，睡眠时间较少，又出现剧烈之偏头痛，呕吐不食，甚至手足厥冷。按其心下部可见膨满感。观其舌质淡，苔白腻，脉沉细而紧。

初诊认为是太阴痰厥头痛。采用半夏天麻白术汤 3 剂（配不到天麻），药后症状改善不显。再诊时考虑到患者素有胃病，且伴有胃寒，此乃厥阴头痛也，因而改用吴茱萸汤：

吴茱萸 9g，东北红参 6g，大枣 9 枚，生姜 12 片。

患者服用 1 剂即见效，头痛减轻，呕吐纳差及手足厥冷等症亦有缓解。

但是患者诉该汤剂味道不佳，服用后自觉恶心欲吐。我嘱其不必按1日2次之传统服法，而是1日分多次或十数次，每次少量频频服用，于是患者又服药4剂后渐次治愈。

2. 细菌性痢疾

黄某，女性，31岁，江苏省句容县下蜀镇人。1971年9月15日初诊。

患者诉自1年前罹患急性细菌性痢疾以来泻脓血痢、腹痛腹胀、不欲饮食等症状反复发作。曾经各种抗生素和中药治疗，症状时发时止，不能根治。本次发作已有3、4天，显微镜下大便检查：白细胞（+++）～（++++），红细胞（++）～（+++），由当地卫生院介绍来江苏省五七干校中心医务室就诊。

诊患者体格消瘦，精神萎靡，面色晦暗，大便1日6～7次，甚至可达8～9次。粪便质地溏薄，夹有血液或黏液，解大便时小腹时觉隐隐作痛，局部加温时疼痛有所减轻。我用手抚摸患者四肢末梢的大小关节，感到局部欠温，轻按其上腹部有膨满感，稍稍重按腹部时，患者连称舒服。舌质偏淡，苔薄白，根部白腻润滑，脉沉细带弦。

辨证属寒湿内侵，中焦虚弱之下利。投以吴茱萸汤加味：

吴茱萸9g，东北红参6g，臭椿根皮15g，石榴果皮15g，艾叶炭9g，大枣9枚，生姜15片。

7剂后腹泻渐止，遂令其隔日服1剂。14剂后腹泻基本消失，其他诸症亦有改善。后给患者改方为启脾汤，将其研成散剂，每次3g，1日2次，温开水送服，坚持服用半年后，症状未再有复发。

二十四、小建中汤（《伤寒论》）

处方组成

桂枝 3 ~ 12g，芍药 6 ~ 15g，甘草 3 ~ 9g，大枣 3 ~ 6 枚，生姜 1 ~ 3 片，饴糖 1 匙。以上前 5 味加水适量先煎，过滤后再加入饴糖，融化后 1 日分 3 次温服。

◎ 临证直觉诊断（一）——辨证

腹部疼痛（包括上腹和下腹），喜温喜按，全身疲劳，腹部软弱，两侧腹直肌有紧张拘挛状，或伴心悸不安，时有衄血。口渴欲饮，自汗盗汗，遗精尿频。舌质淡，苔白，脉细缓或细弦。

◎ 临证直觉诊断（二）——辨病

1. 虚弱小儿腺病体质（易患感冒，颈部淋巴结肿大，慢性尿床）。
2. 慢性轻度肺结核。
3. 慢性胃炎，慢性消化性溃疡。
4. 肝炎恢复期，肝硬化初期。
5. 自主神经失调。
6. 内脏下垂，痔疮，脱肛。
7. 产后子宫出血，痛经，月经不调。
8. 外科脓肿。

◎ 临证直觉诊断（三）——辨体质

体质虚弱，体格偏瘦，贫血倾向，颜面苍白，易疲劳。

◉ 慎用或禁忌

阴虚阳亢或湿热内蕴者应慎用或禁忌本方。

◉ 临床加减应用

1.虚弱小儿腺病体质（易患感冒，颈部淋巴结肿大，慢性尿床）　本方加黄芪、刺五加、防风。

2.慢性轻度肺结核　本方加啤酒花、龟甲、地骨皮。

3.慢性胃炎，慢性消化性溃疡　本方加枳壳、陈皮、白及。

4.肝炎恢复期，肝硬化初期　本方加石打穿、五味子、丹参。

5.自主神经失调　本方加钩藤、龙骨、牡蛎。

6.内脏下垂，痔疮，脱肛　本方加升麻、槐花、黄芪。

7.产后子宫出血，痛经，月经不调　本方加侧柏叶、五灵脂、丹参。

8.外科脓肿　本方加生黄芪、炮山甲、当归。

◉ 作者七十年临证医案与心得

1.神经性胃炎

李某，女，42岁。患者体质素来虚弱，现在的症状为胃部痉挛性疼痛，如锥如刺，心窝部最甚，涉及背部、脐部，重压则稍减。据称患此证已五年余，时发时愈，每年必发多次，每次发作1～2小时，多至呕吐，嗳气或欠伸慢慢平复如常人。大小便均无异常，舌质偏红，苔少，脉细涩。我认为这是神经性胃痛，尤以上腹呈痉挛性痛，投予芍药甘草汤，当时见效而后仍复发。考虑到患者虽然胃痛时如锥如刺，而且舌质偏红，似乎有瘀有热，但其体质素来虚弱，改用小建中汤：

桂枝6g，芍药12g，甘草9g，大枣3枚，生姜3片，饴糖1匙。

嘱其持续服用。患者服药3剂后，疼痛即止。此后间日服1剂，如此服药3个月，从此不再复发。

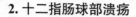

2. 十二指肠球部溃疡

黄某，男，50岁。罹患十二指肠球部溃疡已有十多年，时感上腹部疼痛，曾经几次大便隐血试验出现阳性。最近又感上腹部疼痛，喜按畏寒，面色苍白，精神萎靡，体倦乏力，食欲不振。舌质偏淡，苔薄白，脉细软。证属虚寒型胃脘痛，治以温中缓急，补虚和里，给予小建中汤：

桂枝3g，芍药15g，甘草9g，大枣3枚，生姜3片，饴糖1匙。

十余剂药后，上腹部疼痛消失，疲劳亦有恢复。继续间日服1剂，连服2个月后，不但胃痛未发，而且食欲旺盛，精神与体力大为改善。

3. 腺病体质

刘某，男，6岁。患者常患感冒，每年发作多次。每当感冒时必发高热，并出现扁桃体肿大等症状。去年感冒后续发咳喘，诉腹痛，夜尿，有时盗汗，动辄伤风感冒，因此不敢出门。诊见患者面色苍白，腹部紧张，腹直肌痉挛。此属虚寒型体质，即腺病体质，投予小建中汤：

桂枝3g，芍药6g，甘草3g，大枣6枚，生姜1片，饴糖1匙。

间日服，服药2周后，盗汗停止，夜尿亦减少。2个月后，出门玩耍亦不感冒，不再发热，腹痛夜尿等亦痊愈。面色神气大有好转，体质亦有很大的改善。

4. 月经不调

盖某，女，43岁。患者数年来经常月经过多，腰部及下腹部牵引痛，面色萎黄，体重倦怠。舌质淡，苔薄，脉细。此属慢性失血伴有虚劳型腰腹疼痛，治以补虚养血，缓急止痛。每于行经期前，投予当归建中汤：

当归9g，桂枝6g，芍药12g，甘草9g，大枣3枚，生姜3片，饴糖1匙。

先服7～10剂，症状有缓解，效不更方，令其继续服用。1年后经行正常，诸症悉退。

5. 小腿部脓肿

林某，女，61岁。患者左侧小腿部患一脓肿，溃脓时脓液稀薄，化脓净后肉芽色紫而不鲜红，愈合延迟。诊见患者体倦身重，食欲不振。舌质偏淡，苔少，脉濡细。证属气血不足，脾胃虚寒引致创口不愈，治以气血两补，健脾益胃，予归芪建中汤：

当归 9g，黄芪 12g，桂枝 6g，芍药 9g，甘草 6g，大枣 3 枚，生姜 3 片，饴糖 1 匙。

患者服用十余剂后脓肿渐次愈合。

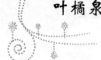
二十五、大建中汤（《金匮要略》）

处方组成

　　人参 6 ～ 12g，蜀椒 3 ～ 6g，干姜 6 ～ 12g，饴糖 30 ～ 60g。

　　以上前 3 味水煎去渣，1 日分 3 次，每次冲入饴糖 10 ～ 20g，搅匀后温服。

◉ 临证直觉诊断（一）——辨证

　　脘腹冷痛或痉挛性疼痛，腹部膨满，发作时激烈攻冲，甚则呕吐。四肢厥冷，食欲不振，受凉后症状容易恶化。腹诊可见腹部弛缓无力，肠管蠕动不安。舌质偏淡，苔薄，脉沉紧。

◉ 临证直觉诊断（二）——辨病

1. 慢性胃炎。

2. 胃下垂。

3. 胃癌。

4. 肠疝痛。

5. 蛔虫腹痛。

6. 急、慢性阑尾炎。

7. 术后粘连性腹痛。

8. 肾结石。

9. 胆结石。

10. 胰腺炎。

11. 妇女产后乳汁不足。

12. 妇女习惯性流产。

◉ 临证直觉诊断（三）——辨体质

里虚，寒证之体质，体格偏瘦或中等，胃肠弛缓无力，肠管容易胀气，四肢冷感。

◉ 慎用或禁忌

里实、热证者应慎用或禁用本方。

◉ 临床加减应用

1. 慢性胃炎 本方加砂仁、枳壳、香附。

2. 胃下垂 本方加黄芪、升麻、刺五加。

3. 胃癌 本方加薏苡仁、诃子、野菱角。

4. 肠疝痛 本方加芍药、枳实、甘草。

5. 蛔虫腹痛 本方加使君子、苦楝根皮、木香。

6. 急、慢性阑尾炎 本方加败酱草、薏苡仁、大黄。

7. 术后粘连性腹痛 本方加大腹皮、延胡索、乌药。

8. 肾结石 本方加连钱草、车前草、滑石。

9. 胆结石 本方加过路黄、郁金、柴胡。

10. 胰腺炎 本方加蒲公英根、茵陈、婴奥叶。

11. 妇女产后乳汁不足 本方加蒲公英根、通草、灯心草。

12. 妇女习惯性流产 本方加杜仲叶、续断、桑寄生。

◉ 作者七十年临证医案与心得

1. 脘腹疼痛

张某，女性，36 岁，农民。1972 年 9 月初诊。

患者自诉 1 年来常感腹部疼痛，发作时腹中肠鸣气攻，有时气往上升，严重时呕吐，但不转矢气。时感腰痛，疲倦无力，常觉手足发凉，食欲不振。

月经尚正常，但是量少，白带较多，大便正常。

诊患者体格瘦弱，贫血面貌，四肢温度显然比正常人要低。舌质淡，苔薄白，脉细。证属虚劳里急，气血不调，治以补虚缓急，益气养血。方取大建中汤合当归芍药散：

党参 6g，蜀椒 3g，当归 9g，芍药 12g，茯苓 9g，白术 9g，泽泻 9g，川芎 6g，干姜 6g，饴糖 30g。

患者持续服药 2 个多月后，腹痛消失，面色亦大有改善。

2. 胃癌

古某，男性，63 岁。1971 年 1 月初诊。

患者于 4 个月前出现食欲减退，有早饱感，厌食肉类食物，脘腹胀满，恶心呕吐，体重减轻。经南京肿瘤医院诊断为晚期胃癌。因为患者已有锁骨上淋巴结转移，全身状态不佳，医师认为已经不能做外科手术及放化疗，建议其回家服用中药。

患者家住镇江市，离江苏省五七干校校部不远，经人介绍，他来到干校中心医务室外科。吕医师经过一番检查，意见与南京肿瘤医院一致，认为目前西医已经无能为力，于是他将患者带到中医科让我诊治。

患者自述，现在最难忍受的是上腹部的剧烈疼痛，而且满腹膨胀，整个肚子就像气球那样充满了气体，严重时感觉有气在腹腔内来回攻冲，难受欲吐，食欲全无。视患者体格消瘦，贫血容貌，四肢冷如冰块。按腹可见腹肌较软，可触及肠管蠕动较快，并可闻及少许振水音。舌体胖，舌质淡，舌苔薄，呈灰白色，脉细而沉。

证属虚劳里急，胃气欲绝，治以补虚缓急，健胃益气。方取大建中汤加 WTTC 方：

东北红参 15g，蜀椒 6g，薏苡仁 24g，诃子 15g，野菱角 8 个，紫藤瘤 24g（紫藤枝叶 30g 代用），干姜 6g，饴糖 30g。

服药 14 剂后，患者自觉上腹部疼痛有所缓解。根据中医"效不更方"的理论，嘱患者继续服用原方，并关照患者为了减少对胃腔的负担，不必按传统式的 1 日 2～3 次服用，而是 1 日中分多次服用，哪怕每次服用几口亦可。

　　患者定期来中心医务室复诊。5个月过去，他的病情尚属稳定，症状也有一定改善，不仅腹痛腹胀减轻，食欲亦有增进，体重还增加6斤。外科吕医师不解地说，晚期胃癌患者的症状一般来说都是每况愈下，该患者能得到这样的改善是令人意外的。1年后，外科给患者做上消化道钡餐X光拍片复查，发现癌组织既未增大，也未缩小。以后患者一直坚持服用中药，除了患感冒或身体有其他不适时，中药处方略做加减以外，我基本是使用大建中汤加WTTC方。

　　1972年12月，患者的病情恶化，又出现腹痛腹胀，没有食欲，身体逐渐衰弱，卧床不起，于翌年2月去世。

　　按：锁骨上有淋巴结转移，全身状态不佳的晚期胃癌患者的生存期一般是在1年左右，该患者却存活了2年多，这与对证的大建中汤加WTTC方很有关系。

　　WTTC方是日本千叶大学医学部附属医院外科中山恒明教授之创方，该方能改善消化道晚期癌症患者的症状，增进食欲，并能延长患者生命。原方中是用紫藤瘤（植物寄生菌形成的瘤），但是紫藤瘤现在很难配到，只能采用紫藤的茎叶。中山教授的经验方里是采用紫藤瘤，而紫藤茎叶是否能代替紫藤瘤尚待进一步研究。

　　处方里的山豆根一定要采用豆科广豆根。这种山豆根中所含的苦参碱对于消化道恶性肿瘤有效，但是在临床中有中毒病例的报告，其常见症状有恶心呕吐、头晕头痛、大量出汗、行走不稳等。从药理学来分析，山豆根中的有效成分苦参碱和金雀花碱有类似烟碱的作用，能使血管神经功能发生紊乱而出现上述症状，严重者可能发生痉挛，甚至造成呼吸困难而死亡。凡是服这种山豆根中毒者都是因超量服用所致。我的经验是，山豆根每次的服用量应小于9g才属于安全量。

　　为什么服用中药后能使体内的癌细胞在相当时期内处于"睡眠状态"？这个问题有待于今后总结更多的病例，使其具有重复性，并做更深入的研究后才能给予回答。

二十六、桂枝芍药知母汤（《金匮要略》）

处方组成

桂枝 6～15g，芍药 9～15g，知母 9～15g，防风 9～15g，麻黄 6～12g，白术 9～15g，炮附子 6～15g，甘草 6～12g，生姜 6～12 片，水煎服。

◉ 临证直觉诊断（一）——辨证

全身关节疼痛，久治不愈。部分患者关节僵硬变形，不能屈伸，脚肿如脱，局部有热或无热。头眩气短，脉沉紧或沉弦。

◉ 临证直觉诊断（二）——辨病

1. 肩关节炎。
2. 风湿性关节炎。
3. 类风湿性关节炎。
4. 坐骨神经痛。
5. 非创伤性股骨头坏死。
6. 变形性膝关节症。
7. 下肢深静脉血栓形成。

◉ 临证直觉诊断（三）——辨体质

体质偏弱或中等，体格消瘦，皮肤较为干燥。部分患者有关节肿胀变形。

◉ 临床加减应用

1. 肩关节炎　本方加葛根、羌活、姜黄。

2. 风湿性关节炎　本方加威灵仙、千年健、伸筋草。

3. 类风湿性关节炎　本方加制草乌、松节、乌梢蛇。

4. 坐骨神经痛　本方加补骨脂、续断、制川乌。

5. 非创伤性股骨头坏死　本方加细辛、附子、丹参。

6. 变形性膝关节症　本方加牛膝、桑枝、接骨木。

7. 下肢深静脉血栓形成　本方加薏苡仁、木防己、红花。

◉ 作者七十年临证医案与心得

1. 风湿性关节炎

俞某，男性，44 岁，地质探测队技师。1966 年 7 月初诊。

患者自诉长年在山林之阴湿地带从事地质测绘工作，2 年前起渐感四肢大关节呈游走性酸楚、疼痛、重着，并时有不规则低热。每当刮风下雨或黄梅季节时症状加重，甚至出现行走困难。南京江苏医院内科根据其症状和血象等检查确诊为风湿性关节炎，曾用各种西药治疗，但患者症状仍时轻时重，不能痊愈。内科邬娃医师将患者带来中医科让我诊治。

诊患者身材高大但体格偏瘦，面色呈灰暗，四肢大关节无明显变形，但是屈伸不利，局部按之疼痛。食欲不振，大小便无异常。测体温 37.3℃，血沉 65 mm/h。舌质偏红，苔薄黄，脉略沉弦。

证属风湿入络，久而化热，治以祛风化湿，清热止痛。方选桂枝芍药知母汤：

桂枝 9g，芍药 12g，知母 9g，防风 9g，麻黄 6g，白术 9g，炮附子 9g，甘草 6g，生姜 6 片。

服药 14 剂后，患者自觉关节疼痛有所减轻，可以自己坐公共汽车来医院就诊。复诊时根据"效不更方"之原则，仍按原方连续服用 1 个月。三诊时患者自诉诸症大有好转，尤为兴奋的是四肢大关节已屈伸自如，且疼痛著减。

我郑重地关照患者说，此病尚未治愈，照原方隔日 1 剂，继续服用。

之后因某种原因我暂时离开了江苏医院门诊部。1967 年秋，我偶遇邹医师，闲谈中她告及俞某现在的情况很好，临床症状几乎全部消失，血沉值亦恢复正常。

2. 坐骨神经痛

张某，女性，57 岁，江苏省句容县农民。1972 年 9 月初诊。

患者自诉数月前自觉右侧臀部及下肢疼痛，遇寒时疼痛更甚。外科诊断其为右侧梨状肌综合征所致的坐骨神经痛。

诊患者体格瘦小，颜面少华。仔细询问才知患者入春以后一直下水田插秧，并干各种重活。我用手指按其腰部时并无压痛点，但按压其右侧臀部环跳穴部位时却有明显疼痛，略微重按时疼痛则向右下肢放射，直至脚背。患者自觉脚趾周围有麻木、重着感。舌质偏红，苔薄白，根部黄腻，脉沉紧略弦。

证属风寒入络，湿热内蕴。治以祛风散寒，利湿清热，方拟桂枝芍药知母汤：

桂枝 6g，芍药 9g，知母 6g，防风 6g，麻黄 6g，白术 9g，炮附子 6g，甘草 3g，生姜 6 片。

患者服药 14 剂后，自觉右侧臀部及下肢疼痛减轻许多，局部麻木、重着及冷感亦有改善。二诊时，观其舌脉均有好转，按其臀部仍有轻度压痛，但向同侧下肢放射痛已消失。再以原方连服 5 个多月而愈。

按： 引起坐骨神经痛的最常见原因为腰椎间盘突出。此外，梨状肌综合征导致的坐骨神经痛在临床上也常可见到。梨状肌是位于两侧臀部较大的肌肉，左右的坐骨神经就是从梨状肌的内部穿过，然后经过下肢通到脚背。当臀部长期受寒或负重时，就可能导致梨状肌痉挛或发硬，于是里面的坐骨神经就会受到压迫，出现疼痛、麻木、重着等症状。

本例患者有明确的西医外科诊断，且诊得其病源不在腰部，而在臀部，则不用去考虑牵引腰椎，更不必去讨论外科手术，只需解决梨状肌的痉挛或发硬等症状。通过辨证，确认其为桂枝芍药知母汤证，坚持服药 5 个多月后疾病得到治愈。此案例说明中西医结合治疗往往能收到事半功倍之效果。

二十七、续命汤（《金匮要略》）

处方组成

当归 9 ～ 15g，桂枝 6 ～ 15g，人参 3 ～ 15g，麻黄 3 ～ 9g，杏仁 9 ～ 15g，川芎 6 ～ 12g，石膏 12 ～ 30g，甘草 6 ～ 12g，干姜 3 ～ 9 片，水煎服。

◉ 临证直觉诊断（一）——辨证

半身不遂，口眼㖞斜，言语不清，筋脉拘急。舌质偏红或偏暗，苔薄白或薄黄，脉弦滑。

◉ 临证直觉诊断（二）——辨病

1. 脑血管意外所致的各种障碍。

2. 高血压病所致的各种症状。

3. 颜面神经麻痹。

4. 支气管炎。

5. 支气管哮喘。

6. 急性脊髓炎。

7. 各种关节神经痛。

◉ 临证直觉诊断（三）——辨体质

体质与体格中等或中等以上。

◉ **慎用或禁忌**

体弱、高龄者及孕妇应慎用或禁用本方。

◉ **临床加减应用**

1. 脑血管意外所致的各种障碍　本方加桑枝、伸筋草、丹参。

2. 高血压病所致的各种症状　本方加连钱草、钩藤、车前子。

3. 颜面神经麻痹　本方加鲜杨树皮、白附子、鲜柏树内层皮。

4. 支气管炎　本方加贝母、瓜蒌皮、百部。

5. 支气管哮喘　本方加满山红、鼠李根皮、矮地茶。

6. 急性脊髓炎　本方加制附子、虎杖根、鹿茸。

7. 各种关节神经痛　本方加威灵仙、制川乌、接骨木。

◉ **作者七十年临证医案与心得**

1. 脑血栓形成

沈某，女性，62 岁，干部。1960 年 11 月初诊。

患者自诉 2 周前的一个清晨，一觉醒来突然言语不利，左侧颜面向右侧㖞斜，喝水时有少量水从嘴角流出，而且左侧上下肢活动不便。第二天患者住进江苏医院 1 病区。经检查，血压为 160/106mmHg。患者左侧肢体肌力减弱，左侧巴宾斯基征呈阳性，当即被诊断为右侧脑血栓形成。

经住院治疗后，患者的病情趋向稳定，内科医师来中医科邀我去病房会诊。诊见患者体形略胖，面色偏红，神志清楚，无头痛、呕吐等脑膜刺激症状，左侧口眼仍有㖞斜，说话仍有混滞，个别字句听不清楚，左手的握力较右手低下。患者自诉左侧肢体时感麻木，食欲尚可，大小便亦无异常。舌质偏暗，苔薄白，根部薄黄腻，脉弦细带滑。

证属痰浊瘀血，经络痹阻，治以化痰活血，疏通经络。方以续命汤加味：

当归 12g，桂枝 6g，党参 9g，麻黄 3g，杏仁 12g，川芎 12g，丹参 15g，半夏 9g，甘草 6g，干姜 6 片。

水煎服，先服 7 剂。

二诊：药后测血压为 140/96mmHg，患者自觉左侧肢体麻木略有减轻，其他诸症尚无明显变化。原方继服 7 剂。

三诊：药后言语较前清楚，左手握力亦较前增强。原方继服 14 剂。

四诊：药后诸症均除，血压为 120/88mmHg，告愈出院。

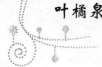

二十八、四逆汤（《伤寒论》）

处方组成

附子9～15g，甘草9～15g，干姜6～12g，水煎服。

◉ 临证直觉诊断（一）——辨证

手足厥冷，神疲欲寐，畏寒倦卧，干呕不渴，下利清谷，小便清长，或大汗淋漓，或咽痛微热，腹中挛痛。舌质偏淡或淡，苔白且滑，脉沉迟或细微。

◉ 临证直觉诊断（二）——辨病

1. 肺源性心脏病。

2. 冠状动脉粥样硬化性心脏病。

3. 心源性休克。

4. 感染性休克。

5. 风湿性关节炎。

6. 精神分裂症。

7. 虚寒性水肿。

8. 脂肪肝。

9. 妇女白带。

10. 小儿泄泻。

11. 癌症患者放化疗后的血细胞减少。

◉ 临证直觉诊断（三）——辨体质

体质一般或较差，体格中等或瘦小。

◉ 慎用或禁忌

真热假寒证者应慎用或禁用本方。

◉ 临床加减应用

1. 肺源性心脏病　本方加棉花根、紫河车、冬虫夏草。

2. 冠状动脉粥样硬化性心脏病　本方加参三七、薤白、细辛。

3. 心源性休克　本方加老茶树根、北五加皮、人参。

4. 感染性休克　本方加穿心莲、刺五加、佛甲草。

5. 风湿性关节炎　本方加接骨木、乌梢蛇、威灵仙。

6. 精神分裂症　本方加鬼箭羽、人参、马宝。

7. 虚寒性水肿　本方加人参、茯苓、杜仲叶。

8. 脂肪肝　本方加丹参、茜草、参三七。

9. 妇女白带　本方加泽泻、益母草、补骨脂。

10. 小儿泄泻　本方加地锦草、黄连、楤木。

11. 癌症患者放化疗后的血细胞减少　本方加鸡血藤、别直参、乌饭树叶。

◉ 作者七十年临证医案与心得

1. 胃癌术后及化疗后的重度贫血

时某，男性，61 岁，干部。1972 年 9 月初诊。

患者自诉因患胃癌半年多前在南京肿瘤医院接受了全胃切除术。因医师在术中确认到胃的周围淋巴结有癌细胞转移，故术后给患者做了 3 个疗程的化疗（5–FU 等）。出院后，患者虽然形瘦体弱，生活不能自理，但因当时处于"文革"时期，只能服从需要返回五七干校继续参加劳动。

有一天，患者在食堂吃早饭时突然晕倒在地，同事们将其抬到医务室。经检查发现其红细胞数目较少，血红蛋白的数值5g/100mL（男子血红蛋白正常值为12～16g/100mL）。

经过医务室输液等及时处理，患者苏醒过来。数日后，医务室吕主任邀我去会诊。我走进病房时见患者侧卧在床，9月初依然炎热的天气，他却盖着厚棉被，面色苍白，两眼无神。摸其四肢冷如冰块，内衣均为潮湿。患者儿子说每天要为父亲换内衣数次。患者本人也诉时感恶心欲吐，便溏尿频。观其舌质甚淡，苔薄白，脉沉细。

在给患者开处方前，吕主任告诉我，患者的严重贫血（大细胞性贫血）与胃全切除后维生素B_{12}的吸收不足等有关。还有平时饮食简单，再加上劳动生活紧张，进食时无法做到细嚼慢咽，这些因素都阻碍了体内的消化吸收。护士按医嘱每天给其肌注维生素B_{12}。

按中医辨证，此属阳虚寒盛，阴血不足，治宜温阳散寒，益阴救逆。方选四逆汤加味：

附子12g（先煎40分钟），鸡血藤15g，别直参15g（另煎冲服），甘草9g，干姜12g，水煎服。

嘱先服1剂。

二诊：据患者儿子称其父服药1剂后，症状似乎有点改善，晚上想吃点稀粥之类的食物，恶心欲吐等症也有所减轻。遂嘱再服1剂。

三诊：此次药后诸症均略有好转。原方剂量稍做调整，在处方中加乌饭树叶9g：

附子9g（先煎40分钟），鸡血藤9g，别直参9g（另煎冲服），乌饭树叶9g，甘草3g，干姜9g，水煎服。

嘱继服7剂，隔日1剂。2周后，患者的症状有所好转。组织上同意患者回南京休养。临行前，我关照患者之子，除了注射和服用药物以外，可给其父吃点动物肝脏、瘦肉、鱼类，以及绿色蔬菜等。

1个多月后，患者儿子又来医务室告诉我，称其父病情已大有改善，中药已停服。为了防止胃癌复发，我给其处方了日本千叶大学中山恒明教授的经验方，即 WTTC 方：

薏苡仁 300g，紫藤瘤 300g（紫藤枝叶代替），野菱角 150g，诃子 150g。

以上 4 味共研细末拌匀，每次 9g，1 日 2 次，温开水送服。之后据说患者去北京儿子家居住，便与其失去了联系。

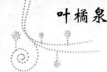

二十九、真武汤（《伤寒论》）

处方组成

芍药 6～12g，茯苓 6～15g，白术 6～12g，附子 6～12g，生姜 6～12 片，水煎服。

◉ 临证直觉诊断（一）——辨证

体弱畏寒，萎靡体倦，眩晕身颤，行走不稳，心悸浮肿，腹痛泻下（不伴有里急后重），小便不利。舌胖大，质淡，或边有齿痕。苔白滑，脉沉细无力。（多见于中高年者）

◉ 临证直觉诊断（二）——辨病

1. 病毒性心肌炎。

2. 风湿性心脏病。

3. 肺源性心脏病。

4. 高血压病。

5. 支气管哮喘。

6. 甲状腺功能减退症。

7. 泌尿系结石。

8. 肾病综合征。

9. 肝硬化腹水。

10. 妇女盆腔炎。

11. 妇女更年期综合征。

12. 梅尼埃病。

13. 慢性肠炎。

◉ 临证直觉诊断（三）——辨体质

体质虚弱，新陈代谢较为低下。

◉ 慎用或禁忌

阴虚阳亢者应慎用或禁用本方。

◉ 临床加减应用

1. 病毒性心肌炎　本方加蚤休、玉竹、佛甲草。

2. 风湿性心脏病　本方加老茶树根、葶苈子、楤木根皮。

3. 肺源性心脏病　本方加棉花根、紫河车、菠菜籽。

4. 高血压病　本方加杜仲叶、桑寄生、丹参。

5. 支气管哮喘　本方加鼠李根皮、矮地茶、白芥子。

6. 甲状腺功能减退症　本方加鹿茸、仙茅、仙灵脾。

7. 泌尿系结石　本方加连钱草、杜仲叶、鸡内金末。

8. 肾病综合征　本方加白茅根、三白草、杜仲叶。

9. 肝硬化腹水　本方加东北红参、车前子、地胆草。

10. 妇女盆腔炎　本方加益母草、苦参、土茯苓。

11. 妇女更年期综合征　本方加肉桂、别直参、扁豆。

12. 梅尼埃病　本方加红景天、紫灵芝、泽泻。

13. 慢性肠炎　本方加东北红参、肉桂、诃子。

◉ 作者七十年临证医案与心得

1. 肾病综合征

田某，男性，17 岁，学生。1986 年 2 月初诊。

患者自诉数月前罹患肾病综合征，经治疗后病情仍有反复。疾病发作时全身浮肿，按之凹陷，四肢冷感，尿中出现大量蛋白，验血提示有轻度低蛋

123

白血症。形寒肢冷，体重倦怠，腰膝酸软，快步走路即感心悸气喘。不思饮食，大便偏软，小便量少。

诊见患者体格中等，颜面㿠白，浮肿较显，四肢不温。说话时有气无力，声音低微。2 天前的尿检提示尿蛋白（+++）。舌质偏淡，苔薄白而润滑，脉沉细无力。

证属脾肾阳虚，水气不化，治拟温阳利水，补肾化气。方以真武汤加味：

芍药 9g，茯苓 12g，白术 9g，附子 6g，鲜车前草 30g，三白草 15g，杜仲叶 15g，生姜 6 片，水煎服。7 剂。

二诊：服药 7 剂后，小便量增加，全身浮肿有减轻，原方继服 14 剂。

三诊：全身浮肿有明显改善，尿蛋白（＋）。患者诉服汤药很不方便，要求改服丸药，故将处方改为八味地黄丸，1 日 3 次，每次 9g，温开水送服。

四诊：全身症状有明显改善，尿蛋白（－），疾病痊愈。

三十、当归四逆汤（《伤寒论》）

处方组成

当归 9～15g，桂枝 6～12g，芍药 9～15g，木通 6～9g，细辛 3～6g，甘草 6～9g，大枣 6～12 枚，水煎服。

⊙ 临证直觉诊断（一）——辨证

畏寒喜暖，四肢末梢冷感，甚至疼痛或麻木，局部红肿或发紫。妇女多伴有月经不调或痛经等症。腹证可见腹软无力，或伴腹中拘痛。舌质淡或淡红或色紫，苔薄白或白腻，脉沉细或弦细。

⊙ 临证直觉诊断（二）——辨病

1. 冻疮或冻疮溃烂。

2. 雷诺病。

3. 血管闭塞性脉管炎。

4. 肠粘连。

5. 头痛，偏头痛。

6. 消化道溃疡。

7. 坐骨神经痛。

8. 妇女周期性浮肿。

9. 妇女痛经。

10. 妇女不孕症。

11. 妇女子宫附件炎。

12. 肩关节周围炎。

13. 脊椎炎。

◉ 临证直觉诊断（三）——辨体质

体质偏弱或中等，体格中等或偏上。颜面色白或苍白，畏寒喜暖，四肢末梢冷感。

◉ 慎用或禁忌

肝经伏热或肝阴亏损者应慎用或禁用本方。

◉ 临床加减应用

1. 冻疮或冻疮溃烂 本方加吴茱萸、干姜、鸡血藤。

2. 雷诺病 本方加黄芪、桃仁、红花。

3. 血管闭塞性脉管炎 本方加丹参、附子、川椒。

4. 肠粘连 本方加桃仁、红花、丹参。

5. 头痛，偏头痛 本方加荆芥、川芎、白芷。

6. 消化道溃疡 本方加三七、蒲黄、乌贼骨。

7. 坐骨神经痛 本方加威灵仙、续断、制川乌。

8. 妇女周期性浮肿 本方加茯苓、车前子、冬瓜皮。

9. 妇女痛经 本方加益母草、延胡索、小茴香。

10. 妇女不孕症 本方加艾叶、刺五加、炮姜。

11. 妇女子宫附件炎 本方加土茯苓、桑椹、薏苡仁。

12. 肩关节周围炎 本方加葛根、制附子、枳壳。

13. 脊椎炎 本方加金毛狗脊、仙茅、仙灵脾。

◉ 作者七十年临证医案与心得

1. 妇女不孕症

王某，女性，34 岁，洗衣店工人。1964 年 10 月初诊。

患者自诉结婚 9 年至今尚未怀孕。患者于 20 岁时就业，具体工种是每天用冷水洗衣，月经来潮期也不休息，日后渐感月经不调，四肢发凉，性欲较前大为减退。患者迫切希望能通过服中药来调理月经，达到怀孕生育。

诊患者体格中等，颜面㿠白，舌质偏淡，苔薄白，脉沉细。握患者两侧手脚冷如冰块。10月下旬尚为秋季，但患者两手已布满冻疮。患者自称14岁月经初潮，月经周期为27～30天，经期或提前或推后，经血量中等，质稀色淡，带下质薄如涕。痛经甚剧，尿频清长。舌质偏淡，苔薄白，脉沉细。

证属血虚寒凝，经脉痹阻，胞脉不畅所致之不孕。治以温经散寒，养血活络，方拟当归四逆汤加味：

当归9g，桂枝9g，芍药12g，木通9g，细辛6g，艾叶12g，鸡血藤12g，炮姜6g，刺五加15g，甘草6g，大枣9枚。

服药7剂后，患者自觉四肢发暖，白带减少。患者按原方连服1个月后患者再来复诊时称诸症均有改善，再嘱其每次月经前连服14剂。翌年9月医院病案室通过回访得知患者不久前生下1个女孩。

2. 冻疮

叶某，男性，17岁。1967年11月初诊。

患者自诉今年入冬以来两手罹患冻疮，局部冷感，且红肿发痒，时而感觉麻木。视患者体质中等，体格较为健壮，颜面色白，腹证可见腹软无力，喜按喜暖。舌质淡红，苔薄白，脉细。

此乃寒盛血虚，经脉不畅，治以散寒养血，温经通脉，方选当归四逆汤：

当归12g，桂枝12g，芍药12g，木通9g，细辛6g，甘草6g，大枣12枚。

此服药1剂后，患者自觉两手发暖，冻疮有明显改善，续服7剂后冻疮全消。

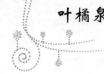
三十一、炙甘草汤（《伤寒论》

处方组成

炙甘草 6～18g，生地黄 9～30g，人参 6～12g，桂枝 6～12g，麦门冬 9～18g，麻子仁 6～12g，阿胶 9～15g，大枣 3～9 枚，生姜 3～9 片。

以上 9 味，先保留阿胶，将其他各药加水 600～1000mL（玻璃杯 3～5 杯）及米酒 30～60mL 煎煮，去渣后再加入阿胶烊化，1 日分 3 次温服。

◉ 临证直觉诊断（一）——辨证

心悸亢进，脉搏不整，手、足心烦热。体力比较低下，易感疲劳。口干欲饮，胸闷气短，咳嗽声哑，睡眠不安，大便干结。舌质淡红，苔少，脉细数伴有结代。

◉ 临证直觉诊断（二）——辨病

1. 各种器质性心脏病所致的心律失常。

2. 自主神经失调所致的心悸亢进，脉搏不整。

3. 肺气肿，肺心病，肺结核。

4. 甲状腺功能亢进症。

5. 高血压病，心绞痛。

6. 口腔溃疡，上消化道溃疡。

7. 膈肌痉挛（呃逆）。

8. 脑震荡后综合征。

◉ 临证直觉诊断（三）——辨体质

体质偏弱，体格消瘦，皮肤干燥，手足心烦热，贫血倾向，血压偏低。

◉ 慎用或禁忌

胃肠虚弱，大便溏薄者应慎用本方。

◉ 临床加减应用

1. 急性心肌炎伴有心律失常　本方加玉竹、蚤休根、蕺菜根。

2. 冠状动脉粥样硬化伴有心律失常　本方去人参，加山楂子、丹参、鲜鱼腥草。

3. 风湿性心脏病伴有心律失常　本方加老茶树根、五味子、红花。

4. 自主神经失调所致的心悸亢进，脉搏不整　本方加酸枣仁、合欢皮、夜交藤。

5. 肺气肿，肺心病　本方加棉花根、胡颓子、蓴菜。

6. 甲状腺功能亢进症　本方加龙骨、牡蛎、珍珠母。

7. 高血压病，心绞痛　本方去人参，加连钱草、车前子、鲜鱼腥草。

8. 口腔溃疡，上消化道溃疡　本方去桂枝，加野蔷薇根、黄连、茵陈蒿。

9. 膈肌痉挛　本方加芍药、柿蒂、丁香。

10. 脑震荡后综合征　本方去阿胶，加鸡血藤、乌龟头（烧存性内服）、川芎。

◉ 作者七十年临证医案与心得

1. 神经性心悸亢进

张某，女性，43 岁。

患者自诉每当精神上受刺激后则出现阵发性心悸亢进，并伴有头昏胸闷，失眠多梦。诊患者形体瘦弱，轻度贫血貌，表情紧张。大便间日一行，干结。舌质偏红，少苔。脉细数，呈间断性歇止，每搏动 4～5 次或 8～9 次歇止 1

次。证属气阴两虚，主证为脉结代，心动悸，与炙甘草汤：

炙甘草 12g，生地黄 2g，人参 6g，桂枝 6g，麦门冬 12g，麻子仁 9g，阿胶 12g，大枣 3 枚，生姜 3 片。

4 剂后，心悸及脉搏歇止均消失。以后又嘱间日服本方 14 剂，此后半年不复发作。

2. 心肌炎所致心律不齐

叶某，女性，22 岁，大学生。1969 年 6 月初诊。

患者当时在安徽省霍邱城西湖农场劳动。由于长期的过度疲劳与受寒，近日自觉咽痛发热，全身关节疼痛，同时伴有胸闷、心慌等症。农场医务室将其转到南京军区总医院内科做进一步检查，血液检查提示血沉值异常升高，心电图显示 S-T 段下降。医师综合其他检查数据，认为患者是因溶血性链球菌感染的风湿热而引起了急性心肌炎。经过院方及时的抗感染、解热及强心等治疗后，患者的病证有显著好转。住院治疗 2 个多月后，虽然患者仍伴有许多不适症状，但是内科医师认为检查数据都已恢复正常，建议患者出院服中药调养。

诊患者体格偏瘦，面容憔悴，呼吸略为急促。患者自诉胸脘胀闷，似乎氧气不够用，心慌不安，咽干欲饮，夜间盗汗。大便 3 日一行，不服通便药则难以解出。舌质偏红，苔少，舌根部略有白苔。脉细弦数时有结代。

分析该患者有脉结代，心动悸，此属炙甘草汤证，故辨证选用炙甘草汤：

炙甘草 15g，生地黄 9g，人参 6g，桂枝 6g，麦门冬 12g，麻子仁 9g，阿胶 15g，大枣 3 枚，生姜 3 片。

水煎，1 日 2 次温服。

患者服药 14 剂后，自觉胸部舒适多了，继服 1 个月后，心慌不安有显著减轻，大便亦能 2 日一行。诊其脉仍呈细弦略数，但结代脉有减少。患者诉最近颜面和两下肢出现浮肿。我知道这是甘草所致的副作用，故将甘草剂量降至 9g，嘱间日 1 剂，再服 3 个月后，诸症均有明显改善。以后每天采用玉竹 12g，甘草 3g，大枣 3 枚，煎汤代茶服用。患者在疾病治愈后参加工作，结婚生育，此病未再发作。

【橘泉注】年轻人过度劳累或受寒后，扁桃体容易感染溶血性链球菌产生炎症，导致风湿热，引起急性心肌炎（或引起急性肾炎）。这时应及时接受抗菌、解热、强心等药物治疗。在无上述医疗条件之地区，发生此疾患，只能采用大剂量之清热解毒、镇心安神的中药或中草药，其中山豆根、板蓝根、蚤休根、蕺菜根等为首选药物。

本例患者最初为急性心肌炎，经用西医手段及时治愈后仍留下心律不齐等症状。后通过中医辨证论治，选用炙甘草汤，终获得预期的良好效果。

需要注意的是，患者在治疗过程中出现面部和下肢浮肿，这是因为甘草中含有甘草酸，患者长期大量服用会出现一时性的浮肿或高血压（如果能及时减少甘草的剂量或停止服用后，以上症状自然会逐渐消失），所以在应用甘草这味药时，医师须根据患者的临床症状来适当调节其剂量。

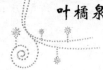

三十二、肾气丸（《金匮要略》）

处方组成

地黄 9～15g，山茱萸 9～18g，山药 12～18g，泽泻 9～12g，茯苓 9～15g，牡丹皮 6～12g，桂枝 6～12g，制附子 3～9g，水煎服。

◉ 临证直觉诊断（一）——辨证

腰膝酸软或疼痛，肌软浮肿，下半身常有冷感，小腹不仁或拘急。小便不利，或小便反多，夜间多尿，口渴欲饮。舌质淡胖，苔薄白润，脉沉迟或细弦。

◉ 临证直觉诊断（二）——辨病

1. 急、慢性肾炎。

2. 慢性肺源性心脏病。

3. 高血压病。

4. 胃 / 十二指肠溃疡。

5. 糖尿病。

6. 妇女不孕症。

7. 男子尿失禁，遗精，早泄，阳痿。

8. 男子精子减少症。

9. 男子前列腺肥大症。

10. 骨质增生。

11. 白内障。

12. 坐骨神经痛。

13. 老年性瘙痒症。

◉ 临证直觉诊断（三）——辨体质

多见于中高年人，体质偏弱，体格偏瘦，肌肉松软，部分男子伴有性功能低下。

◉ 慎用或禁忌

肾阴虚弱，虚火上升者应慎用或禁用本方。

◉ 临床加减应用

1. 急、慢性肾炎　本方加人参、黄芪、杜仲叶。

2. 慢性肺源性心脏病　本方加麻黄、棉花根、款冬花。

3. 高血压病　本方加车前子、丹参、巴戟天。

4. 胃 / 十二指肠溃疡　本方加延胡索、木香、甘草。

5. 糖尿病　本方加人参、桑螵蛸、椿木根皮。

6. 妇女不孕症　本方加补骨脂、当归、菟丝子。

7. 男子尿失禁，遗精，早泄，阳痿　本方加金毛狗脊、桑寄生、鹿角。

8. 男子精子减少症　本方加覆盆子、金樱子、鹿茸。

9. 男子前列腺肥大症　本方加肉苁蓉、独活、车前草。

10. 骨质增生　本方加威灵仙、续断、杜仲叶。

11. 白内障　本方加密蒙花、珍珠母、谷精草。

12. 坐骨神经痛　本方加独活、威灵仙、宣木瓜。

13. 老年性瘙痒症　本方加地肤子、何首乌、蛇床子。

◉ 作者七十年临证医案与心得

1. 尿失禁

周某，男性，65 岁，干部。1965 年 11 月初诊。

患者自诉 1 年前起小便次数增多，近 3 个月来尿频更甚，且不能自控，每次略有尿意就来不及去厕所，因此衣裤经常湿着。平时口渴欲饮，腰背酸痛，两下肢发凉，入秋后早早就穿上棉裤。食欲正常，大便偏软，近来性欲亦感低下。

诊患者体质尚可，体格偏瘦，面容疲倦。腹诊可见下腹部比上腹部柔软无力。舌质偏淡，苔薄白，根部舌苔略厚，脉沉细。

证属肾阳虚弱，气化失常，治以温补肾阳，运气缩尿，方取肾气丸加味：

地黄 12g，山茱萸 15g，山药 12g，泽泻 9g，茯苓 9g，牡丹皮 9g，桂枝6g，制附子 6g，菝葜 12g，桑寄生 12g。

服药 14 剂后再诊，患者诉小便的次数有所减少，当有尿意时也能稍稍控制。我嘱其再连续服用 30 剂。

三诊：患者称小便基本能够自控，次数有明显减少，腰背痛与下肢发凉亦有改善。患者诉平时工作极忙，出差也多，每天服汤剂很不方便。于是我为其改用肾气丸之丸剂（亦称金匮肾气丸），关照其再继续服用 1 个月。

四诊：患者问我中药还需服用多久，我向他解释说，尿失禁的原因是因肾阳虚弱所致，为改变体质则需要较长的时间，再三劝他耐心服药。

1 年后，医院病案室通过随访了解到患者目前的症状虽然未达到完全治愈，但较服药前已大有好转。

2. 颈椎骨质增生

金某，女性，47 岁，干部。1972 年 8 月初诊。

患者自诉 1 个多月前开始自觉左上肢沉重麻木，近 2 周又觉手指麻木无力，用手抓物件时物件容易脱落。经江苏省五七干校中心医务室拍摄颈部 X 光片，提示第 4、5、6 颈椎的椎体周围存在有口唇形状之软骨。外科吕医师认为患者现有的症状是由于颈椎软骨压迫臂神经丛所致，遂给予颈椎牵引及内服止痛药，然效果不显，吕医师遂将患者转到中医科。

诊患者体质尚可，体格中等，左上肢肌肉较右侧松软，用手触及左上肢感到比右上肢发凉，手臂上举时有牵痛感，用手指按其颈椎略有压痛。腰部有沉重感，下肢亦觉冷感。小便频数，夜间多尿，平时口渴欲饮茶水，月经尚正常。舌质偏淡，舌体胖，苔薄白，脉沉细略弦。

此属寒邪阻络，不通则痛，治以祛寒通络，补肾止痛，拟方肾气丸加威灵仙粉剂。肾气丸按常规服法。威灵仙研极细末，每天3次，每次6g，用糯米纸包裹，温开水送服。

服药14剂后，患者觉得手指较前灵活。

二诊：患者诉左上肢的沉重麻木感有所缓解，拿物件时也不易脱落了。因患者诉服用威灵仙粉剂比较麻烦，我嘱药房将威灵仙制成丸剂，每天3次，每次3g，与肾气丸一同再坚持服用1个月。

三诊：患者称症状大有好转，不仅沉重麻木感基本消失，而且肢体冷感、尿频口渴等症状亦有改善。我嘱咐患者坚持隔日1次继续服用。以后患者调回南京工作。大约1年多后，患者写信跟我说左上肢的症状基本都已消失。

按：中医有"肾主骨"之说。人们随着年龄增高，骨质的强度逐渐减退，中高年者不仅会出现身重倦怠、筋骨疼痛的症状，而且脊椎椎体的周围还会出现异常之软骨，西医学称此为退行性病变。肾气丸能补肾壮阳，健身强骨，长期服用能改善临床不适之症状，也能预防软骨之出现。

我国部分民间地区有将威灵仙煎汤后含咽来治鱼骨鲠喉的习惯。20世纪60年代，北京医科院药物研究所曾做实验，得出的结论是威灵仙能软化人体内异常之软骨。我的经验是，只要能坚持服用威灵仙粉剂配合对证处方，退行性病变的患者在临床上均可出现一定的效果，只是程度不同而已。

三十三、酸枣仁汤（《金匮要略》）

处方组成

酸枣仁 9～30g，茯苓 6～15g，知母 6～12g，川芎 6～12g，甘草 3～9g，水煎服。

◉ 临证直觉诊断（一）——辨证

精神不安，夜间不眠，神经过敏，心悸亢进。夜间盗汗，头晕目眩，口干舌燥，手足烦热，大便偏干。舌质红，苔少，脉弦或细数。

多用于精神与肉体均感疲劳的中老年患者或慢性消耗性疾病患者之失眠症。

◉ 临证直觉诊断（二）——辨病

1. 自主神经失调症。

2. 失眠症。

3. 嗜睡症。

4. 抑郁症。

5. 阵发性心动加速。

6. 高血压病。

7. 妇女更年期综合征。

8. 颜面三叉神经痛。

9. 肺结核病。

◉ 临证直觉诊断（三）——辨体质

体质虚弱，体格瘦削。多见于精神与肉体均感疲劳之人。

◉ 慎用或禁忌

实热证或慢性腹泻，大便溏薄者应慎用或禁用本方。

◉ 临床加减应用

1. 自主神经失调症　本方加浮小麦、大枣、钩藤。

2. 失眠症　本方加夜交藤、何首乌、珍珠母。

3. 嗜睡症　本方加桂枝、白术、泽泻。

4. 抑郁症　本方加石斛、天门冬、远志。

5. 阵发性心动加速　本方加珍珠母、山楂肉、灵磁石。

6. 高血压病　本方加石决明、何首乌、连钱草。

7. 妇女更年期综合征　本方加钩藤、龙骨、牡蛎。

8. 颜面三叉神经痛　本方加芍药、藁本、白芷。

9. 肺结核病　本方加龟甲、葎草、地骨皮。

◉ 作者七十年临证医案与心得

1. 颜面三叉神经痛

莫某，男性，67 岁，干部。1970 年 11 月初诊。

患者自诉 1 个多月前因过度的精神与肉体疲劳，左侧颜面出现多量的带状疱疹。2 周后疱疹脱痂，但是处于相同位置的三叉神经却疼痛不止。频繁的剧烈疼痛使患者夜不能寐，十分痛苦。虽经西医封闭疗法，以及针灸等治疗，但疗效不显，因而被转来中医科。

平时患者伴有头昏头重，咽干口燥，手足心发热，身重倦怠，大便难解等证。诊察所见：患者体格瘦削，面色苍白，神情疲倦。我用手指稍触患者左侧颜面皮肤时，患者即有触电般的一瞬之痉挛性疼痛。舌质红，苔少，脉弦带滑。此乃肝血失养，脉络瘀滞，治以滋养肝血，疏络止痛。予酸枣仁汤加味：

酸枣仁30g（另研细，1日分2次冲服），茯苓12g，知母9g，川芎9g，白芷9g，藁本9g，甘草9g，水煎服。

患者服药7剂后，感觉疼痛大减，夜寐转佳。二诊仍以原方继服14剂，疼痛消失，夜能安寐，头昏头重等症亦缓解，遂告治愈。

2. 阵发性心动加速

焦某，男性，54岁，干部。1972年12月初诊。

患者自诉2个多月前因某种原因被下放到五七干校参加劳动，由于不能适应突然改变的环境，导致其情绪不安，心悸亢进，不思饮食。尤其是到了晚上即感觉恐惧不安，心跳加快，整夜不寐，夜间盗汗，这种状态已逾数周。心电图检查未见有器质性心脏疾患，经服镇静安眠等西药效果欠佳而来中心医务室中医科就诊。

患者还诉神疲倦怠，头重项强，口渴欲饮，大便三四天解一次。视患者中等身材，体格偏瘦，面色灰暗，少言寡语，触其手心感觉发烫。舌质红，苔少，脉弦数，未见结代脉。

证属肝血失养，心脑不宁，治以柔肝养血，宁心益脑。方用酸枣仁汤加味：

酸枣仁24g，茯苓15g，知母9g，川芎9g，珍珠母15g，山楂肉12g，炙甘草9g，水煎服。

二诊：患者称服药7剂后，心悸亢进有所缓解，睡眠时间亦稍增。再以原方续服7剂。

三诊：患者诉夜间已能睡3、4个小时，睡前恐惧感有减少。

四诊：患者诉服汤药有困难，我让药房配制1个月份量的酸枣仁粉剂，每次6g，1日3次，温开水送服。以后患者再也没来复诊。

大约1年后，我在南京的一次会议上遇到患者。他告诉我，从那以后无法再继续服用中药，因此就没再去中心医务室就诊。虽然还留有各种不适症状，但明显比以前好转，特别是阵发性心动加速的症状比以前减轻许多。

三十四、柴胡加龙骨牡蛎汤（《伤寒论》）

处方组成

柴胡6～15g，桂枝3～12g，人参3～12g，黄芩6～15g，茯苓6～12g，龙骨6～15g，牡蛎6～15g，半夏6～12g，大黄6～12g（后下），大枣3～6枚，生姜3～6片。

将龙骨、牡蛎先煎15分钟，然后加入其他药物再煎20分钟，大黄后下，1日分2～3次温服。

◉ 临证直觉诊断（一）——辨证

胸胁苦满，烦躁谵语，惊惕不宁，心悸亢进，身重倦怠，失眠易怒，或伴有头痛头重，两肩发硬，眩晕耳鸣，甚至狂躁夜游。大便偏干，小便不利。腹诊可见两胁部按之有抵抗感，腹部动脉搏动亢进。舌质偏红，苔黄，脉弦数或沉紧。

◉ 临证直觉诊断（二）——辨病

1. 自主神经功能失调症。

2. 精神分裂症，强迫性神经症。

3. 高血压病，动脉硬化症。

4. 癫痫。

5. 脑震荡后综合征。

6. 甲状腺功能亢进症。

7. 性功能障碍（性功能低下，阳痿）。

8. 小儿夜啼，夜惊，舞蹈病。

◎ 临证直觉诊断（三）——辨体质

体质较好，体格中等或中等以上，体力较强，急躁易怒，易动感情。

◎ 临床加减应用

1. 自主神经功能失调症 本方加浮小麦、远志、石菖蒲。

2. 精神分裂症，强迫性神经症 本方加马宝、鬼箭羽、远志。

3. 高血压病，动脉血管硬化症 本方加连钱草、白菊花、槐花。

4. 癫痫 本方加睡莲根、天麻、灯心草。

5. 脑震荡后综合征 本方加水牛角、乌龟头、八角金盘叶。

6. 甲状腺功能亢进症 本方加黄药子、紫贝齿、莲子心。

7. 性功能障碍（性功能低下，阳痿） 本方加佛手片、阳起石、韭菜子。

8. 小儿夜啼，夜惊，舞蹈病 本方加酸枣仁、浮小麦、甘草。

◎ 作者七十年临证医案与心得

1. 自主神经功能失调

章某，男，28岁。

自诉罹患自主神经功能失调已八年余，记忆力锐减，终日头部昏沉，失眠梦多，每晚只能睡2个多小时，或似睡非睡，时有遗精。曾在中、西医院接受各种检查，未发现异常病变。接受过睡眠疗法、物理疗法及针灸、气功等疗法，效果均不显著。近来又感右上腹肝区胀闷不舒，有隐痛感，体重倦怠，遂来江苏医院中医科要求服用中药。视患者面容憔悴，舌苔薄白，脉细数。

考虑患者有肝区胀闷不舒，且有隐痛感，失眠多梦，倦怠梦遗，决定选用小剂量之柴胡加龙骨牡蛎汤原方：

柴胡2g，桂枝2g，黄芩2g，茯苓2g，龙骨5g，牡蛎5g，半夏2g，大黄2g（后下），人参2g，大枣3枚，生姜3片，铅丹不用。

服药5剂后，略觉见效，肝区胀闷减轻，其他症状亦有改善。在第4次复诊时因其症情颇似气血两虚，改用河车大造丸及养荣膏（江苏医院自订方）等。讵料患者在第 5 次复诊时主动提出还是前几次的方药效果好，于是我又继续投予柴胡加龙骨牡蛎汤方。2 个月后诸症大见好转。以前由于不能集中精力看书和工作，全休了 6 个月。自从服用中药以来，每晚已能熟睡五六个小时，头部昏胀、肝区胀闷隐痛、遗精倦怠等症状均消失，精神状况亦大有改善，已能去上班工作。

2. 惊厥性癔症

周某，女，47 岁。

患者时以心悸不安，头晕目眩，颜面阵发性潮红，月经过多，腰酸腹痛等症来医院就诊。一日患者家属忽遣急足来邀我出诊，至其家则见患者仰卧床上，双目微合，气息幽微，形如尸厥。其子女在旁啜泣，其丈夫诉述早起时还挺好，准备雇车去看门诊，早饭后突然气塞咽喉，无法说话，眼中流泪，扶持睡卧，呼之不应。

检视患者两侧之瞳孔反应正常，胸腹动悸如"奔马"，心脏跳动较快，腹部脐旁按之筑筑动，似有气上动，微压季肋及胸部时，患者虽不能言，似有知觉，面现苦闷状。诊之脉弦滑数，乃以柴胡加龙骨牡蛎汤：

柴胡 6g，桂枝 3g，黄芩 9g，茯苓 9g，龙骨 12g，牡蛎 12g，半夏 9g，大黄 6g（后下），人参 6g，大枣 3 枚，生姜 3 片，铅丹不用。

第 2 天复诊，患者称各种症状已大有好转，唯胸中似仍有气筑筑动，心慌胆怯。再以原方去大黄加浮小麦 15g，续服 14 剂而愈。

3. 惊厥性歇斯底里

王某，女，18 岁，江苏省五七干部学校制药厂工人。

患者罹患惊厥性歇斯底里，每次发病时呈现发作性动悸上冲，失神倒地，四肢抽搐。1972 年 2 月来句容县桥头镇中心医务室中医科就诊，视患者体格矮胖，面色晦黄。据诉发作时胸闷心跳，气塞喉头约几分钟或 10 多分钟不能发声，神志尚清。每次发作后感觉极度疲劳，一两天后方可恢复。最近 1 个月中要发作数次，甚至有时两三天发作 1 次。患者 14 岁月经初潮，每月经行正常。据同宿舍女工反映其近来性情急躁，常发脾气，患者自己也觉得肝火太旺，有时难以控制。予柴胡加龙骨牡蛎汤合甘麦大枣汤：

柴胡 6g，桂枝 6g，黄芩 9g，茯苓 12g，龙骨 9g，牡蛎 9g，半夏 6g，人参 3g，甘草 9g，小麦 30g，大枣 6 枚，生姜 3 片，铅丹不用。

7 剂后症状有明显改善，续服 3 个多月后症状全部消失。

4. 神经性高血压

周某，男，45 岁。1972 年 6 月初诊。

患者自诉血压偏高，失眠多梦，胸部有压迫感，心情紧张，时有恐怖惊吓感，每次在医院测量血压时即感心跳加剧。大小便无异常。舌质淡红，苔薄白，脉弦浮数。

先予王清任之血府逐瘀汤，服药后除胸部压迫感有所减轻以外，其他症状改善程度不大。复诊时考虑其动悸较甚，胸满烦惊，改用柴胡加龙骨牡蛎汤去大黄、铅丹：

柴胡 3g，桂枝 6g，人参 6g，黄芩 9g，茯苓 12g，龙骨 12g，牡蛎 12g，半夏 9g，大枣 3 枚，生姜 3 片。

据患者自诉，服该方 1 周后感觉心胸开朗，失眠多梦亦有改善，测血压已基本正常，但仍时有紧张感。再与原方加甘麦大枣汤：

柴胡 3g，桂枝 6g，黄芩 9g，茯苓 12g，龙骨 12g，牡蛎 12g，半夏 9g，人参 6g，甘草 9g，小麦 30g，大枣 6 枚，生姜 3 片。

节次调治而愈。

5. 性神经衰弱

邰某，男，24 岁，江苏省句容县某工厂工人。1972 年 8 月初诊。

患者自诉头昏头重，记忆力减退，心悸不安，四肢无力，失眠多梦。大便偏干，常有遗精、滑精。观患者体格壮实，忧郁颜貌，触诊可见胸腹部肌肉颤动，生殖器根旁经脉跳动。苔薄白，脉小紧。

先与桂枝加龙骨牡蛎汤 7 剂，后复诊进度不大，心悸肉跳，头昏多梦，有上冲症状，腹中动悸，大便干结，此属实证，改用柴胡加龙骨牡蛎汤：

柴胡 6g，桂枝 3g，黄芩 9g，茯苓 12g，龙骨 15g，牡蛎 12g，半夏 9g，大黄 6g（后下），人参 6g，大枣 3 枚，生姜 3 片。

药后大效，后略出入调治而愈。

6. 精神分裂症

孙某，男，22 岁。1972 年 2 月 27 日初诊。

据称患者于本月 15 日开始发病，精神错乱，恐怖惊疑，不食不眠，时而情绪忧郁，时时叹息。在南京精神病院接受检查后被诊断为精神分裂症。视患者体格健壮，目直神呆，按其胸腹时有蹙眉苦满感，大便偏干，间日 1 次。分析患者之主证有胸胁苦满，恐怖惊疑，不食不眠，时而情绪忧郁，投予柴胡加龙骨牡蛎汤合温胆汤加减：

柴胡 9g，半夏 6g，黄芩 6g，桂枝 6g，茯苓 9g，龙骨 9g，牡蛎 15g，远志 4g，甘草 6g，铅丹不用。

服药 4 剂后又来复诊，称诸症有明显好转，再将原方略做加减，续服 4 剂而愈。

三十五、半夏厚朴汤（《金匮要略》）

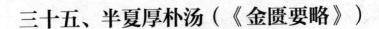

处方组成

半夏 9～15g，茯苓 9～18g，厚朴 9～12g，紫苏叶 6～12g，生姜 3～9枚，水煎服。

◉ 临证直觉诊断（一）——辨证

精神不安，烦躁易怒，失眠多梦，心悸亢进，气短少语，胸闷苦满，常觉咽喉及食管部位有异物感。腹肌挛急，腹部膨满或疼痛或呕吐或腹泻。舌质淡红，苔薄，脉弦或细弦。

◉ 临证直觉诊断（二）——辨病

1. 自主神经失调症。

2. 神经性食管痉挛症。

3. 慢性胃肠炎。

4. 胃下垂。

5. 慢性咽喉炎。

6. 慢性支气管炎。

7. 慢性扁桃体炎。

8. 支气管哮喘。

9. 小儿百日咳。

10. 慢性肾炎。

⊙ 临证直觉诊断（三）——辨体质

神经质体质或体质较好，体格中等或健壮。

⊙ 慎用或禁忌

高龄者或极度虚弱者，腹部软弱无力，脉沉细无力者应慎用或禁用本方。

⊙ 临床加减应用

1. 自主神经失调症　本方加夜交藤、石菖蒲、珍珠母。

2. 神经性食管痉挛症　本方加代赭石、旋覆花、浮小麦。

3. 慢性胃肠炎　本方加延胡索、枳壳、陈皮。

4. 胃下垂　本方加升麻、砂仁、郁金。

5. 慢性咽喉炎　本方加甘草、木蝴蝶、玄参。

6. 慢性支气管炎　本方加桔梗、百部、棉花根。

7. 慢性扁桃体炎　本方加山豆根、罗汉果、杭菊花。

8. 支气管哮喘　本方加满山红、地龙、木半夏。

9. 小儿百日咳　本方加杏仁、麻黄、甘草。

10. 慢性肾炎　本方加杜仲叶、黄芪、地黄。

⊙ 作者七十年临证医案与心得

1. 自主神经失调症

邓某，男性，39 岁，干部。1969 年 11 月初诊。

患者自诉 1 周前突感胸闷气急，不思饮食，夜不能眠。频频嗳气，夜间更甚，其声甚大，以致影响隔壁邻居睡眠。咽喉部似有异物阻塞，吐之不出，咽之不能。患者怀疑自己患有食管癌，但在医务室做 X 线食管钡餐检查，并未发现咽喉及食管内有异常病变。

在给患者诊疗前我了解到其原为五七干校政工组成员，2 周前突然被宣布接受审查。这突如其来的精神打击，使其内心焦虑，寝食难安，并出现嗳气胸闷、咽喉阻塞等不适症状。视患者身材高大，颜面少华，表情紧张，时而呈现惊恐状态，但说话时却滔滔不绝，没完没了。触其两侧颈部及锁骨上无肿大淋巴结，按其腹中部略感挛急，重按有疼痛感。舌质偏淡，苔白腻，脉弦滑。

证属痰凝气滞，心神不安，治以消痰理气，镇心安神。方取半夏厚朴汤加味：

半夏 12g，厚朴 9g，茯苓 12g，紫苏叶 6g，夜交藤 12g，绿萼梅 3g，生姜 3 枚。

服药 3 剂后，嗳气胸闷等症状消失，咽喉异物感亦有显著好转，睡眠与饮食等也有一定改善。嘱其再连服上方 2 周，之后患者得到了痊愈。

2. 感冒后的顽固性咳嗽

曹某，女性，45 岁，教师。1960 年 12 月初诊。

患者自诉 3 周前罹患感冒，及时服用药物后，头痛恶寒、倦怠肢痛等症状得到缓解，唯咳嗽不止，咳白色泡沫痰。自觉胸部胀闷，喉头似有痰块阻塞，时感呼吸困难。因服用各种止咳药均未见效，经其所在学校医务室介绍来江苏医院住院治疗。视患者中等身材，颜面浮肿，两眼周围浮肿更甚。舌质淡红，苔白腻，舌根部白厚腻，脉弦。

此属水气上冲，肺气失敛，治以理气降逆，宣肺止咳。方选半夏厚朴汤：

半夏 9g，茯苓 12g，厚朴 9g，紫苏叶 9g，生姜 4 枚。

连服上方 14 剂后，患者诸症消失而出院。

三十六、瓜蒌薤白半夏汤（《金匮要略》）

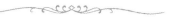

> **处方组成**
>
> 瓜蒌实 15 ～ 30g，薤白 9 ～ 15g，半夏 9 ～ 12g，黄酒 30 ～ 90mL，水煎服。

◉ 临证直觉诊断（一）——辨证

胸部苦闷或压迫感，疼痛较剧，胸痛放射至肩背，喘息咳唾，呼吸困难，难以平卧。舌质偏红或偏暗，苔薄，脉多沉细，沉紧者。

◉ 临证直觉诊断（二）——辨病

1. 心绞痛，心肌梗死。

2. 心脏血管神经症。

3. 肋间神经痛。

4. 胸膜炎。

5. 胆囊炎，胆石症。

6. 胰腺炎。

7. 疾病所致的胸膜粘连。

8. 支气管炎。

◉ 临证直觉诊断（三）——辨体质

体质较好，体格中等或体胖，血压偏高，便秘倾向。

◉ **慎用或禁忌**

气血两虚，高龄体弱，胃肠功能低下，大便溏薄者应慎用或禁用本方。

◉ **临床加减应用**

1. 心绞痛，心肌梗死 本方加槐花、丹参、鲜鱼腥草（洗净放口中咀嚼）。

2. 心脏血管神经症 本方加酸枣仁、合欢皮、夜交藤。

3. 肋间神经痛 本方加延胡索、白芷、丝瓜络。

4. 胸膜炎 本方加十大功劳叶、郁金、橘络。

5. 胆囊炎，胆石症 本方加四川大金钱草（报春花科神仙对座草）、郁金、乌梅。

6. 胰腺炎 本方加四川大金钱草、柴胡、蒲公英根。

7. 疾病所致的胸膜粘连 本方加丹参、延胡索、乌药。

8. 支气管炎 本方加桔梗、百部、棉花根。

◉ **作者七十年临证医案与心得**

1. 心绞痛

李某，男性，61 岁，干部。1970 年 11 月初诊。

患者自诉最近时感胸部不适，并有压榨性疼痛，疼痛牵连左上肢内侧及肩背部，每次疼痛发作持续在 2 ～ 5 分钟，尤其是在情绪激动或劳累受寒时容易发生。

患者当时在五七干校参加劳动，数日前在中心医务室做心电图检查未见明显异常。内科医师认为其长期患有高血压病，眼底动脉有血管硬化现象，血中胆固醇也远远高于正常值，所以心绞痛的诊断是可以确立的。

患者身边常备有硝酸甘油等药物作为急救用。为了彻底改变体质，患者来到医务室中医科要我给他开中药。

观患者中等身材，筋骨体质，表情紧张，在谈话中表现出烦躁不安，并诉头重项强，食欲欠佳，睡眠多梦，胸痛时往往不能仰卧，大便偏干。舌淡红，苔薄白，脉沉紧。我考虑到患者的心电图报告未示异常，这说明尚无心肌梗死，症状只是处于心绞痛阶段，根据《金匮要略》中提示：胸痹不得卧，心痛彻背者，瓜蒌薤白半夏汤主之。故为其选用瓜蒌薤白半夏汤加味：

瓜蒌实 18g，薤白 12g，半夏 9g，丹参 15g，槐花 12g，黄酒 30mL。

患者服药 1 周后，自觉胸口舒畅多了，烦躁不安、睡眠多梦等症状亦有改善，只是仍感头重项强，清早起床时更甚。我在原处方中加葛根（12g）1 味。据上海药物研究所报道，药理实验证明葛根有促进头颈部血液循环之功效，因此葛根不仅能缓解颈项强直等症状，且能调整血压之高低，防止脑血管病变。果然，患者服药 2 个多星期后，头重项强等症状减轻。我嘱其隔日 1 次，继续服用下去。

1 个多月后，患者突然又来到中心医务室，自诉昨天因生气发怒，今晨又感胸部疼痛，犹如猫爪在抓压胸部，疼痛发作持续一分多钟。我让李医师立即为其复查心电图，结果仍未见异常数据。

此时正值寒冬腊月，患者却衣着单薄。我关照患者，为保护心脏血管，平日切勿发火动怒，且要注意防寒保暖。除了教他自己每天按摩两侧手腕旁的内关穴，并按原方给他配了 1 个月的药，嘱其每天服用。以后患者曾多次来院就诊，其心绞痛虽偶有发作，但次数比以前有明显减少。

2. 心脏血管神经症

徐某，女性，54 岁，干部。1971 年 4 月初诊。

自诉 1 周前的深夜，睡眠中突然自觉心悸脉乱，胸闷气短，时而有胸部隐痛。第 2 天清晨起床后感觉呼吸不畅，胸部隐痛加剧，放射至肩背部。晚上睡觉时无法平卧。患者十分恐慌，担心自己患了心脏病，在五七干校中心医务室做了各种检查，并未发现异常数据。内科医师排除其患有器质性心脏病的可能性，诊断其为心脏血管神经症。患者却坚持认为自己有心脏病，数日后又去南京鼓楼医院（现南京医科大学附属医院）找了内科吴主任。吴主任的诊断结果与中心医务室相同，即为心脏血管神经症，给其处方了西药镇静剂，并建议其有条件时可以服点中药。

患者回到五七干校后即来医务室中医科要求服用中药。视患者体形略胖，面色红润，测其血压偏高。舌质偏红，苔薄黄，脉沉细略紧。我根据"胸痹不得卧，心痛彻背者，瓜蒌薤白半夏汤主之"之中医古典记载，处方了瓜蒌薤白半夏汤：

瓜蒌实 15g，薤白 9g，半夏 9g，黄酒 30mL。

患者服药 14 剂后症状有了改善，遂嘱其隔日 1 剂，再服 14 剂，之后患者之症状完全消解。同年夏季，患者调回南京恢复工作，以后该患者曾几次给我来信提及近况，说未再复发过类似症状。

三十七、麦门冬汤（《金匮要略》）

处方组成

麦门冬 12 ～ 30g，人参 9 ～ 15g，半夏 6 ～ 12g，粳米 9 ～ 15g，甘草 3 ～ 9g，大枣 3 ～ 9 枚，水煎服。

◉ 临证直觉诊断（一）——辨证

1. 肺虚热证所致之咳嗽喘息，咽喉不利，咳痰不松，或咳唾涎沫，咽干口燥，五心烦热。舌质红，苔少或无，脉细数。

2. 胃阴虚证所致之呕吐食少，呃逆不止，口渴咽干，大便秘结。舌质红，苔少或无，脉细数。

◉ 临证直觉诊断（二）——辨病

1. 慢性支气管炎。

2. 支气管哮喘。

3. 支气管扩张。

4. 慢性咽喉炎。

5. 肺结核。

6. 鼻咽癌放射治疗后。

7. 胃 / 十二指肠溃疡。

8. 慢性萎缩性胃炎。

9. 食管癌放射治疗后。

10. 胃癌化学治疗后。

11. 妇女妊娠呕吐。

151

◉ 临证直觉诊断（三）——辨体质

体质较差，体格瘦弱或中等。

◉ 慎用或禁忌

虚寒体质者应慎用或禁用本方。

◉ 临床加减应用

1. 慢性支气管炎　本方加棉花根、川贝母、麒麟菜。

2. 支气管哮喘　本方加南天竹子、满山红、地龙。

4. 慢性咽喉炎　本方加鱼腥草、桑白皮、黄芩。

5. 肺结核　本方加鳖甲、冬虫夏草、地骨皮。

6. 鼻咽癌放射治疗后　本方加西洋参、石斛、天花粉。

7. 胃/十二指肠溃疡　本方加白芍、黄芪、乌贼骨。

8. 慢性萎缩性胃炎　本方加生地黄、北沙参、石斛。

9. 食管癌放射治疗后　本方加刺五加、韭菜根、急性子。

10. 胃癌化学治疗后　本方加百合、莼菜、蕃杏草。

11. 妇女妊娠呕吐　本方加伏龙肝、黑山栀、竹茹。

◉ 作者七十年临证医案与心得

1. 鼻咽癌放射治疗后

耿某，男性，53 岁。1985 年 5 月初诊。

患者自诉平时身体一直很好，1 个多月前出现右侧鼻涕带血，痰涎中亦有少量血液，并感觉右侧耳内略有胀痛，遂去综合医院五官科就诊。医师通过检查发现右侧颈部有数个肿大的淋巴结，右侧鼻咽腔黏膜表面有 1 处菜花状的小肿瘤，经取局部少许组织行病理学检查，发现有癌细胞。

由于患者右颈部的淋巴结直径只有 0.5 ～ 0.8cm，能够自由活动，未达锁骨上窝，而且鼻咽腔之肿瘤仅存在于最表面的黏膜层，因此被诊断为早期鼻咽癌。3 天后患者被转到肿瘤医院放疗科住院治疗。

　　放疗科医师很快为患者做了钴 60 的放射线治疗。3 个疗程结束后，鼻咽腔内的肿瘤已全部消失，右颈部的淋巴结也无踪影。但是患者身上发生了不少副反应，例如口干咽燥，欲饮冷水，干咳无痰，呕吐频频，不思饮食，这是被中医称之为"热毒"的放射线元素造成的，让患者感觉非常痛苦。

　　观患者面色潮红，摸其两手心略发热，舌质偏红，诊脉为细略数。以上各证是因放射线之"热毒"抑制了口腔及舌下唾液腺的分泌而造成的。中医辨证属肺胃阴虚，虚火上逆，治以滋养肺胃，降逆和中。方选麦门冬汤加减：

　　麦门冬 30g，西洋参 9g，石斛 12g，天花粉 15g，半夏 9g，粳米 15g，甘草 6g，大枣 3 枚，水煎服。

　　患者服药 2 周后，除手脚心仍感发热以外，口干咽燥、欲饮冷水等症均有一定缓解，干咳呕吐等症有所减轻，食欲也基本恢复。经连续服用原方 2 个多月，患者诸症均有明显好转，已能去单位胜任正常工作。以后患者继续服药，隔日 1 剂，持续 1 年多后，不仅所有不适症状均消失，鼻咽癌亦未再复发，达到了基本治愈。

三十八、旋覆代赭石汤（《伤寒论》）

处方组成

旋覆花6～12g，人参6～12g，代赭石6～12g，半夏9～15g，炙甘草6～12g，生姜3～15枚，大枣3～12枚，水煎服。

◉ 临证直觉诊断（一）——辨证

心下痞满，按之不痛，嗳气频频，呕吐痰涎或呕吐反胃，吞酸嘈杂，食欲不振，大便秘结，或伴有头晕目眩。舌质偏淡，苔白腻，脉弦缓或弦虚。

◉ 临证直觉诊断（二）——辨病

1. 食管神经官能症（梅核气），食管炎，食管癌。

2. 胃神经官能症，慢性胃炎，胃癌。

3. 胃下垂，胃扩张，胃/十二指肠溃疡。

4. 膈肌痉挛（呃逆）。

5. 幽门狭窄，肠管狭窄。

6. 梅尼埃病。

7. 妊娠恶阻。

◉ 临证直觉诊断（三）——辨体质

体质偏弱或中等，部分患者属于神经体质；体格偏瘦或中等。

◉ 临床加减应用

1. 食管神经官能症（梅核气） 本方加厚朴、茯苓、苏叶。

2. 食管炎　本方加黄连、黄芩、葛花。

3. 食管癌　本方加薏苡仁、野菱角、诃子。

4. 胃神经官能症　本方加厚朴、茯苓、苏叶。

5. 慢性胃炎　本方加陈皮、枳壳、砂仁。

6. 胃癌　本方加薏苡仁、野菱角、藤梨根。

7. 胃下垂，胃扩张　本方加刺五加、升麻、黄芪。

8. 胃 / 十二指肠溃疡　本方加芍药、金铃子、黄芪。

9. 膈肌痉挛（呃逆）　本方加芍药、柿蒂、延胡索。

10. 幽门狭窄，肠管狭窄　本方加芍药、白屈菜、莼菜。

11. 梅尼埃病　本方加茯苓、桂枝、白术。

12. 妊娠恶阻　本方加茯苓、伏龙肝、山楂肉。

◉ 作者七十年临证医案与心得

1. 膈肌痉挛（呃逆）

周某，男性，76 岁。

3 周前患者出现频发性呃逆，经服用镇静及解痉等西药，以及针灸等治疗均未见效，遂来中医科要求服中药。

视体格消瘦，面色无华，闻及患者呃逆之声频发不断，精神疲惫，饮食不香，时而呕吐痰涎，大便时溏时干。腹诊可见上腹部胀满，按之柔软不痛。舌质偏淡，苔薄黄，脉弦细。

证属脾气虚弱，气逆不降。拟旋覆代赭石汤合六君子汤：

旋覆花 9g，东北红参 6g，代赭石 12g，白术 9g，茯苓 9g，半夏 9g，陈皮 6g，炙甘草 6g，生姜 3 片，大枣 3 枚，水煎服。

连服 7 剂后，呃逆次数有明显减少，食欲亦略有增进。原方加柿蒂 12g，再服药 14 剂后，呃逆消失，其他诸症亦有改善。

2. 胃幽门癌

夏某，女性，60 岁。江苏省句容县农民，1969 年 9 月初诊。

我去患者家出诊，见患者躺在床上。家属代诉，2 个多月前患者只觉上腹部不适（心下痞），最初吃米饭或菜肴后经常吐出，但吃稀粥及流食后不吐。最近即使吃流食后亦吐出，夜间比白天呕吐次数明显要多。食量逐渐减少，人亦越来越瘦，倦怠无力。

诊患者颜面少华，全身消瘦，腹诊能触及胃脘部有肿块。大便4、5天1次，干结如羊粪。舌质偏红，无苔，脉沉细。

我感觉颇疑胃癌，嘱去句容县桥头镇江苏省五七干校中心医务室外科做进一步检查。经上消化道X线钡餐检查发现胃幽门部有一处肿瘤，且锁骨上有淋巴结转移，外科医师诊断其为胃癌晚期，已不是手术适应证。

中医辨证属脾胃失运，逆气上冲。拟旋覆代赭汤加带壳野菱、薏苡仁：

旋覆花9g，代赭石9g，东北红参12g，半夏9g，炙甘草6g，带壳野菱10枚，薏苡仁12g，生姜9片，大枣6枚。

患者服药7剂后，自觉上腹部较前稍感舒适，呕吐亦有减少。再嘱以原方持续服用1月后，症状进一步有好转，食欲稍增，能起床在房檐下晒太阳，但体格仍消瘦，按其胃脘部，胃内肿块仍明显存在，心知终难根治，不得已坚持仍以原方，嘱间日服药。至岁暮患者病情恶化，不能进食而逐渐衰弱，最终离世。

3. 食管癌

曾某，男，73岁。

自诉吃饭时吞咽受阻已有5个多月，症状逐渐加重，目前吃米饭或馒头等固体食物时明显吞咽困难，只能进流食。曾在南京工人医院（现为南京医科大学第一附属医院）做食管X线钡餐检查诊断为食管中段癌，患部活体病理检查为食管鳞状细胞癌。因癌组织已转移至纵隔，无法进行外科手术治疗，遂转来中医科。

诊患者体格消瘦，颜面苍白，精神忧郁，言语低微，时感头晕，失眠多梦，锁骨上未触及肿大之淋巴结。腹诊时上腹部稍有压痛。舌质偏淡，苔薄白腻，脉弦细。选用旋覆代赭汤加WTTC方：

旋覆花6g，代赭石12g，人参9g，半夏12g，炙甘草6g，带壳野菱12枚，薏苡仁15g，诃子6g，紫藤茎叶30g，生姜6片，大枣3枚。

服用 7 剂后，患者吞咽梗阻症状有改善，再以上方加山豆根（广豆根）6g，继续每日 1 剂加水煎服。2 年 3 个月后，患者因病情恶化而去世。而在此期间，患者坚持服药，病情基本稳定，食欲增进，体重增加，精神状况亦有明显改善。

按： 纵隔转移的晚期食管癌患者存活期一般在 1 年左右，该患者却带瘤生存了 2 年 3 个月。中药虽然没能消灭患者体内的癌细胞，但能够使体内的正气越来越充实，提高了机体的免疫功能，使癌组织处于相对静止状态，防止其进一步转移和扩散，从而使寿命得以延长。

三十九、桃仁承气汤（《伤寒论》）

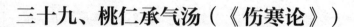

处方组成

桃仁9～24g，桂枝4.5～9g，大黄4.5～15g，甘草3～9g，芒硝6～12g（后下）。以上前4味先加水煎，后加芒硝，待溶化后，1日分2～3次温服。

◉ 临证直觉诊断（一）——辨证

上逆（颜面充血，烦躁升火）较甚，小腹急结，大便秘结。妇女月经不调，经血暗紫。腹诊可触及左下腹部或髂骨附近有索状物，按之有痛感。舌质偏暗或发紫，苔薄白或薄黄，脉滑数或沉涩。

◉ 临证直觉诊断（二）——辨病

1. 妇女月经不调（痛经，闭经）。

2. 代偿性月经。

3. 不孕症。

4. 子宫内膜炎及附件炎。

5. 子宫肌瘤。

6. 产后恶露不尽，胎盘残留。

7. 更年期综合征。

8. 肩关节周围炎。

9. 三叉神经痛。

10. 腰痛，坐骨神经痛。

11. 自主神经失调，精神分裂症。

12. 高血压病，动脉血管硬化，脑血管意外。

13. 慢性便秘，痔疮，脱肛。

14. 泌尿系结石。

15. 前列腺肥大。

16. 支气管哮喘。

17. 结膜炎，角膜炎，泪腺炎，视网膜炎。

18. 颜面痤疮，毛囊炎。

19. 酒渣鼻。

20. 湿疹，荨麻疹。

◉ 临证直觉诊断（三）——辨体质

体质较好，体格健壮，颜面偏红，血色较好。

◉ 慎用或禁忌

无瘀血证或有出血倾向者应慎用或禁忌本方。

◉ 临床加减应用

1. 妇女月经不调（痛经，闭经）　本方加赤芍、当归、丹参。

2. 代偿性月经　本方加马兰头、侧柏叶、山栀子。

3. 不孕症　本方加益母草、红花、参三七。

4. 子宫内膜炎及附件炎　本方加墓头回、土茯苓、白蔹。

5. 子宫肌瘤　本方加参三七、茜草、红花。

6. 产后恶露不尽，胎盘残留　本方加当归、川芎、小蓟。

7. 更年期综合征　本方加钩藤、茯苓、夜交藤。

8. 肩关节周围炎　本方加葛根、接骨木、红花。

9. 三叉神经痛　本方加白芷、防风、藁本。

10. 腰痛，坐骨神经痛　本方加杜仲、威灵仙、独活。

11. 自主神经失调，精神分裂症　本方加酸枣仁、钩藤、马宝。

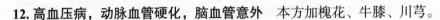

12. 高血压病，动脉血管硬化，脑血管意外　本方加槐花、牛膝、川芎。

13. 慢性便秘，痔疮，脱肛　本方加决明子、槐花、升麻。

14. 泌尿系结石　本方加连钱草、海金沙、滑石末（包）。

15. 前列腺肥大　本方加矮地茶、补骨脂、车前子。

16. 支气管哮喘　本方加杏仁、远志、鲜菖蒲。

17. 眼结膜炎，角膜炎，泪腺炎，视网膜炎　本方加穿心莲、白菊花、谷精草。

18. 颜面痤疮，毛囊炎　本方加鹿衔草、野菊花、连翘。

19. 酒渣鼻　本方加鲜清明柳、山栀子、茜草根。

20. 湿疹，荨麻疹　本方加黄芩、红景天、蝉蜕。

◉ 作者七十年临证医案与心得

1. 精神失常

施某，女，19 岁，未婚。

患者精神错乱已二十余日，狂妄不宁，歌哭无常，通宵不寐。出诊去患者家时，见患者身材瘦小，怒目相向，眼结膜满布赤脉，颜面污垢，头发散乱。乘机摸得其脉，弦硬而数。患者不愿张口伸舌，舌苔不详，只见其鼻孔处有血渍，其家人疑系撞伤。查问其经事及大便，其母说，因多日未进饮食，因此大便也多日不下，月经则 3 个多月未见来潮。按其小腹，患者蹙眉挥臂以拒之。

我认为此属阳明里实，瘀血蓄结，血热上冲，符合桃仁承气汤之证。因处方桃仁承气汤：

桃仁 15g（研如泥），桂枝 4.5g，生大黄 12g（后下），甘草 3g，玄明粉 12g（冲入）。

浓煎灌服，2 剂后大便始下，病势稍减，夜间略能入寐。后于原方中加抵当丸 9g，续服 3 剂，月经始来潮，神识渐清，因去抵当丸及芒硝、大黄，加桂枝茯苓丸方，节次调治而愈。

2. 妇女产后胎盘残留

陈某，女，40 岁，家庭妇女。

患者第 4 胎妊娠满 3 个月后，因持重者而流产。流产后五十余日，流血涓涓不绝，自觉小腹时有攻痛，经产科医师检查诊断为胎盘残留，劝其住医院接受子宫刮除手术。患者限于经济条件，改就中医治疗，邀我出诊。视患者精神委顿，颜面㿠白，小腹时觉攻痛，大便干结。腹诊可见腹肌挛急，有压痛而拒按。舌质偏暗，苔白腻，脉象沉细。

患者瘀血凝聚，小腹急结，由于失血过多而现贫血衰弱。选用桃仁承气汤加当归、川芎、牡丹皮：

桃仁 15g，桂枝 6g，大黄 4.5g（后下），甘草 6g，玄明粉 9g（冲入），当归 9g，川芎 6g，牡丹皮 9g。

1 剂见效，2 剂流血全止，精神较好，小腹尚感不适，复诊原方去芒硝、大黄，加芍药 9g、黄芪 12g，嘱服 2 剂。第 4 日忽于小便时排出一物于搪瓷痰盂内，长约 2 寸，宽约 1 寸，边缘不整齐，菲薄而似蛋膜状一片，此为残留的胎盘，居然得以剥离而自下。

中药桃仁承气汤的作用，有时竟能代替外科手术将胎盘剥离，确是一个饶有兴趣的问题。众所周知，妇女流产后，胎盘有可能残留于子宫内壁，胎盘一日不剥离，子宫收缩就一日不完全，流血亦一日不止。本方 2 剂后流血即自止，可知此时胎盘已经剥离，游离于子宫腔内，然后渐渐下降至阴道口，乃在小便时随之而下。由此可知，古人对产后恶露不尽的治疗主在祛瘀，"瘀血不去，则恶露不止"，这是实践经验的结论。桃仁承气汤正是一张典型的祛瘀方剂，说明了古人祛瘀疗法的实践意义。

3. 齿龈脓肿

王某，男，20 岁，学生。

患者颜面左侧颊部肿胀疼痛已达 1 周以上，西医曾给其注射抗生素及含漱药水等均未见效，又建议其做局部切开排脓手术，患者不愿意，来中医科要求服用中药。诊疗时患者左侧颊部肿大如含大核桃，牙关拘紧，说话不便，同时伴有左侧头痛，左耳内也感掣痛，形寒发热达 38℃以上，自觉口腻有痰涩，大便不畅。舌胖大，苔白腻，脉沉弦紧。

考虑患者虽有形寒发热，并有左侧头痛等症状，乃因局部炎症肿痛而来，不能作太阳未解论，况脉象沉弦，大便秘结，属阳明病之发热，故投与桃仁承气汤：

桃仁 15g，桂枝 6g，大黄 15g，甘草 6g，芒硝 12g（后下）。

一服大便畅下，热退肿减，再服 3 剂，全身症状逐渐消失，唯左侧下颌臼齿间流出脓液。后以银翘排毒散加减数剂而愈。

4. 一过性脑血管痉挛

韩某，男，43 岁，商人。

患者平素嗜酒，性格拘谨而怯懦。其时苏州为日寇侵占，一日夜半，敌宪兵率伪警突叩门检查户口，气势汹汹，韩某手足无措，瞠目结舌，不知所答，敌去后突然晕倒，挺卧不省人事，如卒中，如尸厥。

次日一早，患者家属邀我去出诊，视患者体格健壮，挺卧不动，不言不语，触之似有知觉，瞳孔及各种神经反射均无异常，四肢无偏瘫征象。颜面潮红，两眼眶内含有泪液，两足厥冷。据家属称，患者平素患慢性便秘，最近亦大便数日不下。按压下腹有抵触感，腹肌时有拘挛。脉细而弦，重按带滑。

考虑患者具有上逆较甚，小腹急结，大便秘结。腹诊可见拘挛与抵触感，此为桃仁承气汤之方证，故投与较大量之桃仁承气汤加牛膝、川芎：

桃仁 18g，桂枝 12g，大黄 9g，甘草 9g，芒硝 12g（后下），牛膝 18g，川芎 18g。

药后大便通畅，两足转温，旋发太息呻吟，自而言胸闷如压巨石。再服 1 剂，泻下物带有血液，检查其肛门发现为固有之痔疮在出血，继以原方减轻剂量，续服数剂而愈，又下医嘱要其戒酒，平时注意通便。

5. 支气管哮喘

邓某，女，54 岁。

素患支气管哮喘病，每年秋冬容易发病，喘急咳嗽。本次发病尤为剧烈，咳逆不能平卧，夜间更甚，时而痰中带血，头痛头胀，眼结膜充血羞明，发热 38.2℃。经西医注射平喘剂、抗生素，以及服用维生素 C 等，效果不著，而更陷入迷蒙状态，不知时之昼夜，答非所问。

邀我去出诊，患者虽呈昏糊状，但按压其小腹时，蹙眉拒按，脐部动脉拍动明显，腹凹陷如舟状，但小腹腹肌挛急，按之有抵触物。患者口气恶臭，还时有遗尿，大便秘结，身体之上半部虽有热感，而两小腿及脚部却有冷感，消瘦困惫。舌苔黄，齿根染有血污，脉沉细弦数。

我考虑到消瘦困惫似虚证，然参以上半身热感，小腹挛急，腹诊可触及小腹腹肌挛急，按之有抵触物，且大便秘结，此乃属实证，以桃仁承气汤加杏仁、远志、鲜菖蒲：

桃仁 12g，桂枝 4.5g，大黄 9g，甘草 9g，芒硝 9g（后下），杏仁 12g，远志 6g，鲜菖蒲 30g。

2 剂始见效，热退咳减，神志渐清，目赤亦渐退。后以原方去芒硝、大黄，加生地黄 12g、牡丹皮 9g，调治二十余日始愈。

6. 代偿性咯血

王某，男，38 岁。

患者 2 年前罹患咯血症，初次发病时只咯血数口，以后逐渐增多，经 2、3 日或 4、5 日即治愈。曾检查肺部未发现异常。由于咯血原因不明，西医一直未给其进行正规治疗。

本次发病，起先只是轻微之咳嗽，随后即出现咯血，曾住某西医院约半月，采用各种止血剂，并将冰袋敷于颈部及胸前，内服可待因糖浆等，仅见效于暂时，咯血终不能全止，乃出院。

回家后忽又大量咯血，邀我去出诊。患者素体健壮，无烟酒嗜好。询问其既往病史，据称原来患有痔疮，经常便血，大便干结时则易发作，数年前已做手术切除术。本次发病后除咯血不止，时感心悸、睡眠不安、大便秘结等症以外，他无所苦，食欲亦正常。两手脉象轻按弦滑，重按似有似无，这种脉象确似古人所称大失血后所现中空如葱管的芤脉。

我考虑患者痔术后伴有便秘腹实，乃属代偿性咯血，投与桃仁承气汤加侧柏叶浓煎冷服：

桃仁 15g，桂枝 9g，大黄 15g，甘草 9g，芒硝 12g（后下），侧柏叶 15g。

芒硝与大黄则另以温水浸，1 次顿服。药后大便畅下，咯血著减，原方 3 服而血全止，治疗十余日而愈。治疗中始终以本方为主，后因患者感觉疲倦而停止服药。我再三嘱咐患者，一旦出现便秘时即服本方 1、2 剂，以防咯血的复发。该患者与我一直保持联系达数年之久，据称咯血未再复发。

四十、桂枝茯苓丸（《金匮要略》）

处方组成

桂枝 9～15g，茯苓 9～15g，牡丹皮 9～15g，桃仁 12～18g，赤芍 9～15g，水煎服。

或以上 5 味生药各等分，共为细末，炼蜜为丸，丸为弹子大（重约10g），每次餐前服 1 丸，1 日 2～3 次，温开水送服。

⊙ 临证直觉诊断（一）——辨证

头痛眩晕，肩部发硬，颜面偏红，腰腹疼痛，两脚发凉，腹诊可见下腹部有抵抗与压痛感，或伴有瘀血之各种症状。女性患者可伴有月经不调，经血发紫，下腹刺痛等症状。舌质暗或紫或有瘀点，脉沉或沉弦。

⊙ 临证直觉诊断（二）——辨病

1. 妇女月经不调。

2. 痛经。

3. 子宫肌瘤。

4. 盆腔炎。

5. 产后恶露不尽。

6. 不孕症。

7. 慢性阑尾炎。

8. 男子睾丸炎。

9. 痔疮，肛门周围炎。

10. 男子前列腺肥大。

11. 下肢血栓症。

12. 高血压。

13. 眼中心性视网膜炎。

14. 眼底出血。

15. 自主神经失调症。

◉ 临证直觉诊断（三）——辨体质

体质中等或较强，体格中等或中等以上。

◉ 慎用或禁忌

怀孕妇女或月经量多，凝血机制异常者应慎用或禁用本方。

◉ 临床加减应用

1. 妇女月经不调　本方加当归、川芎、红花。

2. 痛经　本方加五灵脂、延胡索、香附子。

3. 子宫肌瘤　本方加茜草、参三七、丹参。

4. 盆腔炎　本方加白蔹、土茯苓、椿根皮。

5. 产后恶露不尽　本方加侧柏叶、大蓟、阿胶。

6. 不孕症　本方加黄芪、当归、香附子。

7. 慢性阑尾炎　本方加败酱草、薏苡仁、大黄。

8. 男子睾丸炎　本方加小茴香、橘核、带核干荔枝。

9. 痔疮，肛门周围炎　本方加羊角菜、苦参、大黄。

10. 男子前列腺肥大　本方加矮地茶、三白草、菝葜。

11. 下肢血栓症　本方加红花、丹参、参三七。

12. 高血压　本方加丹参、槐花、当归。

13. 眼中心性视网膜炎　本方加白菊花、石决明、石斛。

14. 眼底出血　本方加槐花、小蓟、花生衣。

15. 自主神经失调症　本方加酸枣仁、夜交藤、珍珠母。

● 作者七十年临证医案与心得

1. 不孕症

顾某，女性，35 岁。

患者结婚十余年未孕，平时月经困难，至期不下，经血量少，色紫黑伴有瘀块，月经期间下腹及腰部胀痛，同时伴有头痛，鼻衄。大便干结，2 天解1 次。脉实有力。证属胞宫瘀阻，胞脉不利，治以缓消瘀血，温通胞脉，方选桂枝茯苓丸加味：

桂枝 9g，茯苓 9g，牡丹皮 9g，桃仁 15g，赤芍 9g，大黄 3g。

每次月经前服用 7 ～ 10 剂。

4 个月后，经行较畅，经血颜色转为鲜红，腰腹疼痛等症状亦有显著减轻。继服温经汤调理半年后怀孕产下一女孩。

2. 痔疮，高血压

周某，女性，50 岁。

患者自诉痔疮肿痛经常发作，平时大便干结，大便后痔垂肛外，色如红柿，俯卧不能转动。观患者体质较好，体格壮实，颜面红赤。患者自诉素有高血压病。舌苔黄腻，脉弦数滑。我先采用泻导消炎之生大黄 6g，玄明粉9g，温开水泡渍顿服。继进活血化瘀、抗炎止痛之桂枝茯苓丸汤剂：

桂枝 6g，茯苓 12g，牡丹皮 9g，桃仁 15g，赤芍 12g。

1 剂后便畅通而痔肿退，嘱其隔日 1 剂，继续服用。以后血压恢复正常，痔疮不再复发。

3. 痛经

刘某，女性，20 岁，未婚。

患者自诉每次来月经时均感腹部疼痛，尤其是右下腹有压迫牵引感。妇科检查疑为子宫后屈及发育不全。视患者颜面少华，此属气血亏虚，瘀血阻滞，先以养血调经、利水止痛之当归芍药散：

当归 9g，赤芍 12g，茯苓 12g，白术 12g，泽泻 9g，川芎 9g。

服药数剂后，痛经有所减轻，面色亦有好转。为加强抗瘀血作用，换方以桂枝茯苓丸汤剂：

桂枝 6g，茯苓 9g，牡丹皮 9g，桃仁 15g，赤芍 12g。

服用 15 剂后，月经来潮时腹痛减去十之五六，连服 3 个月后痛经得到了痊愈。

四十一、温经汤（《金匮要略》）

处方组成

人参6～12g，桂枝6～9g，当归6～12g，芍药9～12g，川芎6～9g，半夏6～9g，麦门冬9～18g，牡丹皮9～12g，吴茱萸6～12g，阿胶9～15g，甘草6～9g，干姜3～9g。

以上11味（除阿胶以外），加水煎后去渣，1日分3次温服，阿胶另用黄酒炖化后，分3次分别入煎剂同服。

◉ 临证直觉诊断（一）——辨证

妇女月经不调，漏下不止，伴有瘀块，下腹膨满或疼痛。颜面发热，唇口干燥，手掌烦热，下半身的小腹、腰部及两下肢却感寒冷。舌质偏暗或发紫或有瘀点瘀斑，苔薄白，脉细或沉细。

◉ 临证直觉诊断（二）——辨病

1. 月经不调。

2. 更年期综合征。

3. 不孕症。

4. 习惯性流产。

5. 痛经。

6. 功能性子宫出血。

7. 雷诺氏病。

8. 糖尿病所致末梢神经障碍。

◉ 临证直觉诊断（三）——辨体质

妇女体格瘦弱、干枯或中等，上身燥热而下身寒冷，月经量少或闭经。

◉ 慎用或禁忌

高血压病及中风体质者应慎用或禁用本方。

◉ 临床加减应用

1. 月经不调　本方加地黄、丹参、黄芪。

2. 更年期综合征　本方加钩藤、茯苓、夜交藤。

3. 不孕症　本方加丹参、益母草、艾叶。

4. 习惯性流产　本方加杜仲、黄芪、桑寄生。

5. 痛经　本方加延胡索、香附子、茜草根。

6. 功能性子宫出血　本方加龟板胶、鸡冠花、荠菜花。

7. 雷诺病　本方加细辛、木通、刺五加。

8. 糖尿病所致末梢神经障碍　本方加楤木根皮、桑枝、菟丝子。

◉ 作者七十年临证医案与心得

1. 更年期子宫出血

刘某，女性，49 岁。1972 年 5 月初诊。

患者自诉数年前开始患高血压病，近年来每次来月经时小腹部有下坠感，经血量多，伴有血块，且来潮期长，有时拖延至 1 个月以上。经常有烦躁不安，食欲旺盛，大小便正常。在西医院妇科被诊断为更年期子宫出血。

视患者体格较胖，面色赤褐。先以益气养血，化瘀止血着手，予桂枝茯苓丸合当归芍药散加荠菜花、鸡冠花，效果不显。考虑该证较为复杂，决定选用温经止血之温经汤加味：

党参 9g，桂枝 6g，当归 9g，芍药 9g，川芎 6g，半夏 9g，麦门冬 12g，牡丹皮 9g，吴茱萸 9g，龟甲胶 15g，甘草 6g，干姜 3g。

于月经周期前服药 10 剂，即著应效。后持续 3 个月服用此方，于每次月经周期前服药 10 剂，渐次治愈。

2. 雷诺病

华某，女性，26 岁，南京市人，在长春市工作。1984 年 12 月初诊。

患者自诉 1983 年 11 月起，两手经冷风刺激或接触冷水后即呈现苍白色，甚至发红发紫，有时感觉麻痹或疼痛，一个多月后两脚亦出现类似症状。在心情不佳或情绪激动时上述症状加剧。以后随着季节的变换，气温上升后症状有显著减轻，但是进入 1984 年秋季，气候转凉后症状又日趋严重，在南京鼓楼医院（现南京医科大学附属医院）被诊断为雷诺病，由内科吴主任介绍来我处就诊。

观患者体格偏瘦，颜面偏赤，触其两手心有热感，但两脚却偏凉，腹部膨满，按之略感疼痛。患者自诉月经经期较长，有时十多天才能结束，伴有紫色或黑色血块。舌质偏紫，舌尖有少许瘀点，苔薄，脉细。证属寒邪凝滞，血虚夹瘀，治以温阳祛寒，养血化瘀。处方温经汤合补阳还五汤：

人参 6g，桂枝 6g，当归 9g，赤芍 9g，川芎 6g，黄芪 30g，地龙 12g，半夏 9g，麦门冬 15g，牡丹皮 9g，吴茱萸 9g，桃仁 12g，红花 6g，阿胶 12g，甘草 6g，干姜 6g，配方 7 剂。

二诊：服药后四肢恢复正常肤色，麻痹、疼痛等症状有所减轻，嘱按原方再服 14 剂。

三诊：患者自诉不仅诸症均有进一步缓解，月经亦大有改善，经血之颜色也恢复了鲜红色。嘱隔日 1 剂，继续服用下去，同时告诉患者该病属于良性疾患，不会导致肢体障碍，要保持心情愉快。平时注意保暖，减少饮酒，必须戒烟。

1986 年 3 月，患者来信说这年冬季与前 2 年相比症状减轻了许多，即使在室外活动或工作也未出现症状加剧的现象。

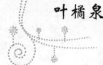

四十二、当归芍药散(《金匮要略》)

处方组成

当归 6～15g,芍药 9～15g,川芎 6～12g,茯苓 9～15g,白术 9～18g,泽泻 9～15g,水煎服。

◉ 临证直觉诊断(一)——辨证

妇女腹痛腰重,脐旁拘挛,喜温喜按,贫血倾向,伴头晕心悸,月经不调。颜面苍白或伴有轻度浮肿,心下有振水音。脉多沉弱或沉弦。本方亦可用于男子。

◉ 临证直觉诊断(二)——辨病

1. 月经不调。
2. 子宫内膜炎,附件炎。
3. 痛经。
4. 闭经。
5. 功能性子宫出血。
6. 不孕症。
7. 流产。
8. 慢性胃炎。
9. 胃下垂。
10. 慢性肾炎。
11. 慢性肝炎,肝硬化。
12. 自主神经失调症。

13. 梅尼埃病。

14. 痔疮，脱肛。

◉ 临证直觉诊断（三）——辨体质

体质较差，体格多瘦弱，贫血倾向。

◉ 慎用或禁忌

高血压病及动脉血管硬化患者属于实证者应慎用或禁用本方。

◉ 临床加减应用

1. 月经不调　本方加地黄、丹参、黄芪。

2. 子宫内膜炎，附件炎　本方加墓头回、白蔹、黄柏。

3. 痛经　本方加延胡索、香附子、五灵脂。

4. 闭经　本方加丹参、茜草根、红花。

5. 功能性子宫出血　本方加龟板胶、鸡冠花、荠菜花。

6. 不孕症　本方加丹参、益母草、艾叶。

7. 流产　本方加杜仲叶、续断、桑寄生。

8. 慢性胃炎　本方加陈皮、砂仁、枳壳。

9. 胃下垂　本方加升麻、黄芪、党参。

10. 慢性肾炎　本方加刺五加、黄芪、杜仲叶。

11. 慢性肝炎，肝硬化　本方加柴胡、黄芩、田基黄。

12. 自主神经失调症　本方加夜交藤、石菖蒲、珍珠母。

13. 梅尼埃病　本方加桂枝、钩藤、猪苓。

14. 痔疮，脱肛　本方加苦参、大黄、升麻。

◉ 作者七十年临证医案与心得

1. 习惯性流产

姚某，女性，35 岁，会计。1961 年 7 月初诊。

患者自诉患习惯性流产已多年，近6年来已流产4次。患者平时月经不调，每次月经来潮时腹部有轻度的疼痛，腰部沉重伴有冷感，带下稀薄如水。观患者体格中等，皮肤细白，腹诊可闻及胃内振水音。

证属血虚水滞，治以养血调经，利水安胎。投予当归芍药散汤剂：

当归12g，芍药9g，川芎6g，茯苓9g，白术9g，泽泻9g。

服药10剂后患者感觉精神较振，遂嘱每次经前服原方10剂。

3个月后该患者又怀孕，孕期经过平顺，至预产期顺利分娩一女孩。当产妇月经又来潮后，仍嘱每次月经前服该方之散剂10剂（剂量同前）。患者1年半后又怀孕，按期又顺产一男孩。

2.肾炎

李某，女性，35岁，1962年2月初诊。

患者去年12月分娩，妊娠期因患急性肾炎住院2个多月。出院后，尿蛋白仍时增时减。全身状况不好，夜眠不安，自觉体力衰弱，时感头痛，颜面苍白，两脚冷感，脉细弦。以养血活血，益肾利尿为主，投予当归芍药散：

当归12g，芍药12g，川芎9g，茯苓15g，白术9g，泽泻9g。

7剂，药后患者自觉诸症有所缓解。此后仍嘱其持续服用原方，患者症状日渐好转，头痛、脚冷等症均退，1个月后尿蛋白完全消失，6个月后未见症状复发。

按：当归芍药散为妇科疾病的代表方剂。该方对于妇女月经不调，腰酸腹痛，动悸体倦，头痛眩晕等症用之最宜。按中医辨证，凡是属于血虚水滞或兼气滞肝郁诸证均可适用。20世纪50～60年代，我在南京江苏医院中医科组织全科医师一起复习了当归芍药散的辨证使用法，临床总结了八十多个病例，对于妇人月经不调，产前产后之疾患，凡具有当归芍药散证的患者使用该方后有效率达80%以上。

四十三、五苓散（《伤寒论》）

处方组成

茯苓9～18g，猪苓9～18g，桂枝6～15g，泽泻9～24g，白术9～18g，水煎服。

◉ 临证直觉诊断（一）——辨证

口渴欲饮，饮水即吐，小便不利，上冲（头痛，眩晕），身有微热，或伴有脐下悸，身重泄泻。舌体胖大，舌边有齿痕，舌质淡，苔白润或白滑，脉浮或弦。

◉ 临证直觉诊断（二）——辨病

1. 急、慢性胃炎，胃下垂，胃扩张。

2. 急性肠炎，各种原因引起的腹泻。

3. 急、慢性肾炎，肾病综合征，肾盂肾炎，膀胱炎，尿潴留。

4. 脑积水，胸腔积液，心包积液，肝硬化腹水，膝关节积液。

5. 梅尼埃病，头痛，偏头痛，晕车晕船。

6. 结膜炎，泪囊炎，青光眼。

7. 疝气，阴囊水肿。

8. 带状疱疹，水痘，湿疹。

◉ 临证直觉诊断（三）——辨体质

体质偏虚，体格一般，颜面多呈苍白或黄白。清晨颜面出现浮肿，傍晚则多见于两下肢肿胀。

◎ 慎用或禁忌

阴血不足，津液亏损者应慎用或禁忌本方。

◎ 临床加减应用

1. 急、慢性胃炎 本方加半夏、黄连、人参。

2. 胃下垂，胃扩张 本方加刺五加、黄芪、枳壳。

3. 急性肠炎，各种原因引起的腹泻 本方加木香、老鹳草、石榴皮。

4. 急、慢性肾炎，肾病综合征 本方加黄芪、杜仲、芦根。

5. 肾盂肾炎，膀胱炎，尿潴留 本方加车前子、黄柏、茯苓。

6. 脑积水，胸腔积液，心包积液，肝硬化腹水，膝关节积液 本方加泽泻、杜仲叶、葶苈子。

7. 梅尼埃病，头痛，偏头痛，晕车晕船 本方加防风、伏龙肝、珍珠母。

8. 结膜炎，泪囊炎 本方加谷精草、穿心莲、决明子。

9. 青光眼 本方加车前子、天竺黄、石决明。

10. 疝气，阴囊水肿 本方加大腹皮、黄柏、薏苡仁。

11. 带状疱疹，水痘，湿疹 本方加野菊花、黄芩、蛇床子。

◎ 作者七十年临证医案与心得

1. 急性胃肠炎

朱某，女，43岁。

患者某日因饮食不节，导致上吐下泻，四肢厥冷，腿足抽筋。急诊住院后诊断为急性胃肠炎。为止吐泻，救治脱水，经静脉点滴及抗生素治疗后，四肢转温，病情好转。数日后急转为发热烦躁，口渴欲饮，但水饮入口即吐。

诊得患者3日内小便量极少，颜面苍白，浮肿较甚。舌质淡，苔薄白，脉细涩。即予五苓散煎剂：

茯苓9g，猪苓12g，桂枝6g，泽泻15g，白术12g。

服药1剂后小便通畅，口渴能饮水，再服2剂，热退，小便多，不数剂而愈。

2. 霍乱导致尿毒症（肾功能不全）

顾某，女，36 岁。

1943 年秋患者罹患霍乱，先由苏州博习医院（西医综合医院）静脉输入生理盐水及各种西药，住院 4、5 天后，院方认为患者之病情已脱险，可以出院。回家后，患者自觉干呕频频，烦躁不安，口干欲饮，饮水入口即呕吐，通宵不眠，小便点滴不行。

患者家属邀我出诊。我刚靠近病榻前，就闻到一股尿臭气，患者呈蒙胧糊语状。起初我以为是患者尿于床褥，但检查细询，据称大便已 2、3 日未解，小便亦 24 小时不行，我才知该尿臭竟由患者口中喷出。我告诉家属："患者现在已有尿中毒，为霍乱后常见的并发症，危险之至，预后多不良。我虽有一方，恐已鞭长莫及。"我当即为患者拟一大剂量五苓散加茅根、西瓜皮、滑石 3 味：

茯苓 18g，猪苓 18g，桂枝 15g，泽泻 24g，白术 18g，茅根 50g，西瓜皮 50g，滑石 30g。

作煎剂，并谆嘱患者家属，如中药不显效果时，立即再送医院，输液利尿，以资救急，因内服汤剂恐怕救不了急。

第二天一早，患者家属又邀复诊，诉说患者服药后已排出 2 次小便，各种症状亦稍有好转。当即我又坐车前去患者住宅，见到患者神识略清，烦渴较减。复以原方加减：

茯苓 18g，猪苓 18g，桂枝 15g，泽泻 24g，白术 18g，茅根 60g，西瓜皮 60g，车前草 30g。

医治 4、5 日而愈。此例确为奇迹，望读者们在临床中加以复核，证明中药疗效之可重复性。

四十四、猪苓汤（《伤寒论》）

处方组成

猪苓 9～15g，茯苓 9～15g，泽泻 9～15g，滑石 12～18g，阿胶 12～18g（烊化，另冲），水煎服。

◉ 临证直觉诊断（一）——辨证

尿频尿急，尿痛尿血，下肢浮肿，口渴欲饮，或伴发热咳嗽，心烦失眠，呕恶下利。舌质偏红或红，苔白滑，脉浮或浮数。

◉ 临证直觉诊断（二）——辨病

1. 泌尿系感染。

2. 泌尿系结石。

3. 慢性肾炎。

4. 肾结核。

5. 慢性前列腺炎。

6. 肝硬化腹水。

7. 急、慢性肠炎。

8. 痢疾。

◉ 临证直觉诊断（三）——辨体质

体质偏弱，体格偏瘦或中等。

◉ 慎用或禁忌

阳虚无热，胃肠虚弱，或有出血倾向者应慎用或禁用本方。

◉ 临床加减应用

1. 泌尿系感染 本方加鲜车前草、瞿麦、莲子肉。

2. 泌尿系结石 本方加连钱草、杜仲叶、鸡内金末。

3. 慢性肾炎 本方加刺五加、黄芪、杜仲叶。

4. 肾结核 本方加鳖甲、龟甲、叶上珠。

5. 慢性前列腺炎 本方加地黄、石斛、土茯苓。

6. 肝硬化腹水 本方加鳖甲、车前子、丹参。

7. 急、慢性肠炎 本方加枳壳、白薇、广木香。

8. 痢疾 本方加地锦草、老鹳草、马齿苋。

◉ 作者七十年临证医案与心得

1. 急性肾盂肾炎

金某，女性，27 岁，南京郊区农民。1964 年 7 月初诊。

患者自诉一个多月前正逢农忙，每天下水田劳动，一天下来精疲力竭。5、6 天前突然出现高热（39 ～ 39.6℃），恶心呕吐，全身倦怠，腰背疼痛，尿频尿痛，每次排尿都有残尿感，有时还伴有血尿。在当地卫生院就诊，被诊断为急性尿路感染。由亲戚介绍来南京江苏医院就诊，通过临床与实验室检查被确诊为急性肾盂肾炎。内科医师原准备使用抗生素为其治疗，但因患者有孕在身，故将其转来中医科接受中药治疗。

诊见患者身材瘦小，颜面两颧略为发赤，精神憔悴。测体温为38.2℃。患者自诉不仅有尿频尿急，尿痛尿血，而且口渴欲饮凉水，有轻度浮肿，感觉最难受的还是心情烦躁，夜不能眠。观其舌质红赤，苔滑湿润，脉浮数。证属水热互结，小便不利，治以清热养阴，利水通淋。方取猪苓汤加味：

猪苓 12g，茯苓 12g，泽泻 9g，滑石 15g，阿胶 15g（烊化，另冲），鲜车前草 30g，瞿麦 12g，莲子肉 15g，水煎服。

上方先服 7 剂，同时嘱患者暂停农田劳动，尽量卧床休息，并嘱其白天应多次少量饮水，以增加尿量利于通淋解热。

二诊：上方服用 7 剂后，诸症均消。为巩固疗效，再配 7 剂，隔日服用 1 剂。

6 个月后经随访得知，患者恢复了健康，并已下田参加农业劳动。

四十五、防己黄芪汤（《金匮要略》）

处方组成

防己 15～30g，黄芪 12～30g，白术 9～15g，甘草 3～9g，大枣 3～9枚，生姜 3～6片，水煎服。

◉ 临证直觉诊断（一）——辨证

出汗较多，下肢浮肿，小便量少，身重易倦，妇女伴有月经不调。舌质偏淡，脉浮。

◉ 临证直觉诊断（二）——辨病

1. 单纯性肥胖症。

2. 心源性水肿。

3. 慢性肾炎。

4. 风湿性关节炎。

5. 膝关节炎。

6. 痛风。

7. 多汗证。

8. 暑湿感冒。

◉ 临证直觉诊断（三）——辨体质

体质较虚，平时多汗，体格较胖或甚胖，皮肤色白，肌肉松软（所谓水肥体质）。

◉ **慎用或禁忌**

虽有恶风脉浮等症，但身重而汗不出者应慎用或禁用本方。

◉ **临床加减应用**

1. 单纯性肥胖症　本方加荷叶、杜仲叶、茯苓。

2. 心源性水肿　本方加老茶树根、车前子、桑白皮。

3. 慢性肾炎　本方加玉米须、杜仲叶、河白草。

4. 风湿性关节炎　本方加威灵仙、伸筋草、千年健。

5. 膝关节炎　本方加桑枝、虎杖根、独活。

6. 痛风　本方加地肤子、薏苡仁、粉萆薢。

7. 多汗证　本方加五倍子、茅莓、葶苈子。

8. 暑湿感冒　本方加香薷、藿香、水杨梅根。

◉ **作者七十年临证医案与心得**

1. 慢性肾炎

关某，女性，17岁，学生。1980年1月初诊。

患者自诉罹患肾炎已2年多，现感腰腿沉重，容易疲劳，动则出汗，曾住中医院接受治疗，尿蛋白时多时少，未能彻底治愈。

视患者体胖肤白，下肢浮肿，按小腿前侧胫骨部位有明显之凹陷，且肌肉松软。腹诊可见腹部软弱，无压痛点。舌质偏淡，舌体两侧有齿痕，苔薄白，脉浮略细数。测定尿蛋白（+++），红细胞（+），白细胞（+）。治疗以益肾卫阳，祛风利水着手，方取防己黄芪汤加味：

防己24g，黄芪30g，白术12g，杜仲叶18g，河白草18g，甘草6g，大枣3枚，生姜6片，水煎服。

服药14剂后，患者尿量增多，下肢浮肿大减。继服1个月后，腰腿沉重与疲劳出汗等症状亦有改善，但是尿检尚无变化。原方继服3个月后，尿蛋白为（+），红细胞（-），白细胞（-）。效不更方，仍以原方再服3个月，尿蛋白为（+），红细胞（-），白细胞（-）。

复诊时，患者称 8 月底要去天津上大学，我考虑她在外地读书期间服用汤药有困难，于是让中药房将防己黄芪汤原方制成水泛丸剂（比例为：防己 8，黄芪 10，白术 4，甘草 2，大枣 1，生姜 2），1 次 9g，1 日 3 次，温开水送服。

1981 年春节，患者回南京休假，又来我院就诊，自诉最近在天津的医院复查小便，尿蛋白已消失。这次在我院再做尿检时，尿蛋白、红细胞、白细胞果然均为阴性。我关照患者说，慢性肾炎是难治疾病，一定要坚持服药，以防止疾病的复发。

2. 膝关节炎

林某，女性，43 岁，1984 年 7 月初诊。

自诉患膝关节炎已多年，走路稍快或爬楼梯时即感两侧膝关节疼痛，右侧更甚。平时患者自觉身重倦怠，动则出汗，有时汗多如流水，每天需更换内衣数次。月经不调，经血色淡量少。近年最大的烦恼是体重增加，因平时懒得做事，更谈不上外出运动，患者身高仅为 1.55 米，体重却达 71 公斤。

视患者体格相当肥胖，皮肤色白而湿润，肌肉松软。两侧下肢浮肿，按之没指。两侧膝关节内侧有明显压痛点。舌质淡，苔薄，脉细浮。治以利水祛湿，壮骨止痛。方选防己黄芪汤加味：

防己 24g，黄芪 30g，白术 12g，虎杖根 15g，甘草 6g，水煎服。

每日 1 剂。另用桑枝 150g，水煎，熏洗患部，1 日 2 次，每日 1 剂。

患者用药 30 剂后，膝关节疼痛明显减轻，多汗、倦怠等症亦有缓解。让患者尤为惊讶的是，这一个月里体重居然减轻了 3 公斤多。为了彻底改善体质，患者一直坚持在用药。

四十六、茵陈蒿汤（《伤寒论》）

处方组成

茵陈蒿 15 ～ 30g，山栀子 9 ～ 15g，大黄 6 ～ 12g，水煎服。

◉ 临证直觉诊断（一）——辨证

眼结膜及皮肤发黄，黄色鲜明。口渴欲饮，胸腹胀满不适，皮肤瘙痒。大便偏干或秘结，小便赤涩而短。舌质淡红或红，苔黄腻，脉沉实或滑数。

◉ 临证直觉诊断（二）——辨病

1. 结膜炎。

2. 口腔炎，齿龈炎，舌炎。

3. 甲状腺功能亢进症。

4. 胆囊炎，胆结石。

5. 急性黄疸型肝炎，肝硬化。

6. 急性肾炎，肾病综合征。

7. 高脂血症。

8. 妇女功能性子宫出血。

9. 自主神经失调症。

10. 痤疮，荨麻疹，脂溢性皮炎，牛皮癣。

◉ 临证直觉诊断（三）——辨体质

体质中等或较强，体格中等或健壮。

◉ **慎用或禁忌**

湿象偏重或阴黄，贫血劳倦，脾胃虚寒，大便溏薄，肝肾功能不佳，以及孕妇等均当慎用或禁忌本方。

◉ **临床加减应用**

1. 结膜炎 本方加决明子、青葙子、穿心莲。

2. 口腔炎，齿龈炎，舌炎 本方加野蔷薇根、西瓜霜、山豆根。

3. 甲状腺功能亢进症 本方加黄药子、龙骨、牡蛎。

4. 胆囊炎，胆结石 本方加四川大金钱草、郁金、柴胡。

5. 急性黄疸型肝炎，肝硬化 本方加田基黄、茅莓根、翘摇。

6. 急性肾炎，肾病综合征 本方加杜仲叶、续断、益母草。

7. 高脂血症 本方加丹参、红花、槐花。

8. 妇女功能性子宫出血 本方加侧柏叶、阿胶、参三七。

9. 自主神经失调症 本方加茯苓、酸枣仁、夜交藤。

10. 痤疮，荨麻疹，脂溢性皮炎，牛皮癣 本方加蝉蜕、杨柳枝、黄柏。

◉ **作者七十年临证医案与心得**

1. 急性传染性黄疸型肝炎

于某，女性，42 岁。

患者因全身皮肤发黄，持续低热，食欲不振，腹部发胀而到江苏医院内科门诊就诊。血液检查提示：谷丙转氨酶为 220 单位，黄疸指数为 76 单位，胆红素（＋），内科医师诊断其为急性传染性黄疸型肝炎。患者本人要求服用中药，于是由内科转到中医科。

视患者全身皮肤及两眼结膜发黄，黄色鲜艳发亮，颜面皮肤之一部分及腰背部之皮肤不仅发黄，而且黄中带黑。观其腹部呈膨满感，按之有轻度压痛，并可触及右侧肋下肿大之肝脏。测其体温为 37.6℃。患者自诉全身皮肤发热且痒，夜间更甚。口苦且干，欲饮凉水。恶心欲吐，纳谷不香，厌食油腻之物。大便两三天一行，伴有恶臭味，有时干结难以解出，小便黄赤量少。舌质红，苔黄厚腻，脉滑数略沉。

我分析此乃热与湿影响了肝胆之疏利而造成的黄疸。治以清热利湿，疏肝利胆。选用茵陈蒿汤加味方：

茵陈蒿 18g，山栀子 9g，大黄 9g（后下），茅莓根 30g，鲜翘摇 60g。

服药 2 周后，患者黄疸有明显减退，其他诸症亦有改善。我调整剂量后嘱其续服 1 个月。药后除颜面与腰背部仍残留浅色黄疸以外，其他部位的黄疸都已消失，黄疸指数与肝功能亦基本恢复正常。患者因在外事部门就职，工作繁忙，以后不再来院，自动停药。

2 个多月后患者又突然来门诊，称黄疸又复发。望诊果然可见眼结膜与全身皮肤又出现黄疸。我关照患者在疾病未治愈前最好不要擅自停药，于是又开原方给其服用。服药 2 周后，患者的黄疸又奇迹般地消失了。鉴于其仍有皮肤瘙痒，小便数量虽有增加，但仍显黄赤，推测患者体内湿热之邪尚未驱尽，嘱其间日 1 剂持续服用。

一日患者来院告我说要去国外赴任，考虑到在国外中药不便入手，遂教其只带茵陈蒿 1 味代茶饮用。以后接到患者信件称自我感觉良好，无不适症状，定期检查数据亦属正常，茵陈蒿茶仍继续在服用。

按：我在治疗湿热黄疸的茵陈蒿汤里加了茅莓根和翘摇两味草药。茅莓又名红梅消或青天地白草，属于蔷薇科植物，李时珍《本草纲目》中称其为薅田藨。我国各地都有野生，果实酸甜可食。在治疗黄疸型肝炎时，最好用茅莓的根，数量可用 30～60g，必要时可用到 120g。如果单味使用茅莓根时，可加三四个红枣一同煎服。

另一味翘摇，又称小巢菜，元修菜，是豆科植物野豌豆之全草。翘摇野生于麦田中，嫩苗可作蔬食，并可作药用。其荚果名为"漂摇豆"，也能供药用。在治疗黄疸型肝炎时，除了将鲜翘摇作煎剂以外，也可把新鲜全草洗净，捣绞汁适量饮服，一日 2～3 杯，临床效果不错。

2. 妇女功能性子宫出血

迟某，女性，35 岁。

患者因月经过多在江苏医院妇科被诊断为排卵性功能性出血，经数月的服药与打针，少效，故转来中医科。

视患者体质较好，体格健壮。自诉心胸烦热，月经量多，十数日后方能结束。月经前后带下多，色黄。口渴异常，爱喝凉水，每天要吃好几支冰棍。小便热涩，大便干结。舌质红，苔薄黄腻，脉细弦数。

证属湿热下迫之出血，治以清热利湿，调经理血。拟方茵陈蒿汤合黄连解毒汤：

茵陈蒿 15g，山栀子 9g，大黄 9g（后下），黄连 12g，黄芩 9g，黄柏 6g。

3 剂后见效，后每于月经期前服 3 ～ 5 剂。第 3 个月之月经来潮时恢复正常，带下亦从而治愈，继以八珍汤调理而痊愈。

四十七、泻心汤（《金匮要略》）

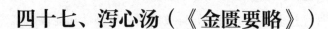

处方组成

大黄 6 ~ 15g，黄芩 6 ~ 12g，黄连 6 ~ 12g，水煎服。

◉ 临证直觉诊断（一）——辨证

颜面发赤，容易升火，头痛头胀，烦躁发怒。精神不安，难以入眠。上腹部痞满，大便秘结。血压偏高，或者容易出现鼻衄，齿衄，咳血，呕血，便血，皮下出血，以及外科痈肿等症。舌质偏红或红，苔薄黄或黄腻，脉弦数有力。

◉ 临证直觉诊断（二）——辨病

1. 急性结膜炎。

2. 眼底出血。

3. 面部痤疮。

4. 扁桃体炎症。

5. 牙周炎，口腔溃疡。

6. 高血压病。

7. 脑血管意外。

8. 动脉血管硬化。

9. 肺结核空洞咳血。

10. 上消化道出血。

11. 癫痫。

12. 精神分裂症。

13. 妇女更年期综合征。

14. 妇女功能失调性子宫出血。

15. 小儿高热惊厥。

◉ 临证直觉诊断（三）——辨体质

体质较好或非常好，体格较壮实或非常壮实。

◉ 慎用或禁忌

孕妇，高龄者，以及极度虚寒证者，应慎用或禁忌本方。

◉ 临床加减应用

1. 急性结膜炎　本方加野菊花、白蒺藜、穿心莲。

2. 眼底出血　本方加槐花、钩藤、决明子。

3. 面部痤疮　本方加紫花地丁、韩信草、七叶一枝花。

4. 扁桃体炎症　本方加山豆根、金银花、玄参。

5. 牙周炎，口腔溃疡　本方加野蔷薇根、野菊花、匍伏堇。

6. 高血压病　本方加连钱草、钩藤、车前子。

7. 脑血管意外　本方加丹参、槐花、龙胆草。

8. 动脉血管硬化　本方加丹参、车前子、葛根。

9. 肺结核空洞咳血　本方加仙鹤草、白茅根、白及。

10. 上消化道出血　本方加乌贼骨末、阿胶、侧柏叶。

11. 癫痫　本方加龙胆草、珍珠母、胆南星。

12. 精神分裂症　本方加马宝末、水牛角、鬼箭羽。

13. 妇女更年期综合征　本方加鲜荷叶、灵磁石、莲子心。

14. 妇女功能失调性子宫出血　本方加参三七、血见愁、大蓟。

15. 小儿高热惊厥　本方加钩藤、僵蚕、珍珠母。

⦿ **作者七十年临证医案与心得**

1. 上消化道出血

姜某，男性，39岁，江苏省句容县下蜀镇某饭店经理。1969年9月初诊。

患者家属代诉：患者长期患有慢性胃溃疡，昨晚与友人在饭店聚会，喝得酩酊大醉，正准备就寝时突感上腹部急剧疼痛，继而将胃内食物全部吐出，紧接着呕出大量鲜血（有300多毫升）。当时正是深夜，我在睡梦中被叫去给患者诊疗。

诊视患者身材魁梧，红光满面，神情紧张，两眼瞪着地板。在我到达以后患者又呕过2次血，分别约为100mL与40mL。我即问患者现在什么地方最不舒服。患者诉除了上腹部胀满并隐隐作痛以外，精神特别紧张，而且口极干想喝冰水。观其舌质红赤，苔薄黄腻，诊其脉弦数有力。

此乃因饮酒过度，热性之酒精刺激胃黏膜之溃疡面，导致小血管破裂而胃溃疡出血。治以清热止血，引火下行。选用泻心汤加味：

大黄6g，黄芩12g，黄连6g，乌贼骨末15g（包煎），阿胶12g（另冲），侧柏叶12g，藕节15g，水煎服。

当晚服药1剂后，第二天呕血即止，但是日解大便4次，均为墨色黑便（此为胃溃疡处之出血。所出之血通常一部分从口腔呕出，另一部分从肠道排出）。

二诊：原方继服2剂，以后未再呕血，大便颜色亦转为黄色。我将原方剂量做了调整：

大黄6g，黄芩6g，黄连3g，乌贼骨末9g（包煎），阿胶9g（另冲），侧柏叶9g，藕节9g，水煎服。

继服7剂，隔日1剂。

三诊：患者诉没再出现呕血，自觉各种症状均有改善。我将处方改为黄芪建中汤，嘱其再服7剂，隔日1剂，以保护溃疡面并巩固疗效。我还关照患者尽量避免饮用烈性酒类，并减少精神刺激。据后来随访，该患者以后此疾病未再复发。

四十八、苓桂术甘汤（《伤寒论》）

处方组成

茯苓 9 ～ 15g，桂枝 6 ～ 12g，白术 9 ～ 15g，甘草 3 ～ 9g，水煎服。

◉ 临证直觉诊断（一）——辨证

眩晕或起立性眩晕，头痛或伴有上冲症状，心悸气短，胸胁胀满，呕吐清水痰涎。腹诊可闻及胃内振水音，尿量较少。舌质偏淡或淡红，舌体胖或伴有齿痕，苔白滑，脉沉紧。

◉ 临证直觉诊断（二）——辨病

1. 梅尼埃病。

2. 脑动脉硬化症所致之眩晕。

3. 血管神经性头痛。

4. 口中多涎症。

5. 癫痫。

6. 冠状动脉粥样硬化性心脏病。

7. 慢性胃炎。

8. 神经性呕吐。

9. 慢性支气管炎。

10. 特发性水肿。

11. 睾丸鞘膜积液。

◉ 临证直觉诊断（三）——辨体质

体质中等或偏弱，体力较弱。

◉ 慎用或禁忌

表热证或阴虚阳亢证者应慎用或禁用本方。

◉ 临床加减应用

1. 梅尼埃病　本方加钩藤、泽泻、珍珠母。

2. 脑动脉硬化症所致之眩晕　本方加丹参、槐花、川芎。

3. 血管神经性头痛　本方加白芷、防风、藁本。

4. 口中多涎症　本方加刺五加、黄芪、干姜。

5. 癫痫　本方加马宝、景天三七、天麻。

6. 冠状动脉粥样硬化性心脏病　本方加丹参、鱼腥草、赤芍。

7. 慢性胃炎　本方加半夏、枳壳、陈皮。

8. 神经性呕吐　本方加半夏、鲜生姜、伏龙肝。

9. 慢性支气管炎　本方加棉花根、矮地茶、紫菀。

10. 特发性水肿　本方加人参、黄芪、车前草。

11. 睾丸鞘膜积液　本方加荔枝核、川楝子、海藻。

◉ 作者七十年临证医案与心得

1. 特发性水肿

高某，女性，54 岁。1965 年 3 月初诊。

患者自诉患全身浮肿已有 2 年多，时发时愈，无特定原因。今年 1 月以来浮肿发作次数增多。每次发作时不仅颜面浮肿，两眼无法睁开，四肢亦有浮肿，严重时不能行走。在江苏医院内科做过各项检查，证实心、肝、肾、膀胱等各主要脏器无器质性病变，被诊断为特发性水肿，遂转来中医科。

诊见患者面色㿠白，伴有浮肿，尤其两下肢浮肿明显，按之凹陷。按其腹部可闻及胃中有振水音。患者自诉时常伴有起立性眩晕，心悸亢进，胸闷气短，体重倦怠，小便量少。舌质淡，舌体略胖大，苔薄白而润滑，脉沉紧而细。证属中焦阳虚，水滞脾胃，治以温补中焦，利水健脾。方选苓桂术甘汤加味：

茯苓 12g，桂枝 9g，白术 12g，别直参 9g，黄芪 15g，车前草 15g，甘草 6g，水煎服。

患者服药 7 剂后，浮肿减轻，心悸眩晕、胸闷气短等症亦有改善。继服 14 剂，倦怠、尿少也有好转，遂嘱隔日 1 剂，再服 14 剂，药后诸症基本消失。

2. 口中多涎症

姜某，女性，40 岁，干部。1973 年 2 月初诊。

患者自诉 2 个月前患急性胃炎，伴有恶心呕吐，上腹饱满，食欲减退等症状，及时来五七干校中心医务室住院就诊，采用抗生素治疗后痊愈。患者出院后自觉口中流涎较多，说话或夜间睡觉时口涎亦自动溢出，影响日常工作和生活。医务室吕主任将其转来中医科。

患者还自诉体重乏力，眩晕耳鸣，胸闷心悸，饮食不香。大便不成形，尿量较少。舌质淡，苔白水滑，脉沉细。

视患者体格瘦弱，颜面少华，四肢发凉。腹诊可闻及胃中振水音。证属中焦虚寒，津液升降失调。治以温中祛寒，利水调津。拟苓桂术甘汤加味：

茯苓 15g，桂枝 9g，白术 9g，刺五加 15g，黄芪 15g，枳壳 15g，甘草 6g，干姜 9g，水煎服。

另以五倍子适量研细末，取少许填入肚脐，用胶布固定。

患者用药 14 剂后，流涎减少，眩晕耳鸣、胸闷心悸等症有所缓解。继用 14 剂后，流涎有明显减少，饮食增进，尿量亦有增多。再连用 30 剂后诸症皆瘥。

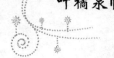
四十九、苓姜术甘汤（《金匮要略》）

处方组成

茯苓 9～18g，干姜 9～15g，白术 9～15g，甘草 6～12g，水煎服。

⊙ 临证直觉诊断（一）——辨证

腰及两下肢冷感，沉重感或伴有疼痛，尿频且尿量多。舌质偏淡或舌体胖大，苔白滑或白腻或白厚腻，脉沉紧，脉沉细或沉弱。

⊙ 临证直觉诊断（二）——辨病

1. 慢性腰痛。

2. 坐骨神经痛。

3. 小儿尿床。

4. 老人尿频。

5. 慢性泄泻。

6. 妇女带下。

7. 妇女妊娠浮肿。

⊙ 临证直觉诊断（三）——辨体质

体质中等或偏弱，体力较弱。下半身之冷、重、痛等为主症。

⊙ 慎用或禁忌

湿热证或阴虚内热证者应慎用或禁用本方。

◉ 临床加减应用

1. 慢性腰痛　本方加独活、制附子、杜仲。

2. 坐骨神经痛　本方加金毛狗脊、威灵仙、制附子。

3. 小儿尿床　本方加覆盆子、韭菜子、桑螵蛸。

4. 老人尿频　本方加芡实、山茱萸、枳椇子。

5. 慢性泄泻　本方加诃子、肉豆蔻、吴茱萸。

6. 妇女带下　本方加椿根皮、补骨脂、益母草。

7. 妇女妊娠浮肿　本方加杜仲叶、车前子、莱菔子。

◉ 作者七十年临证医案与心得

1. 坐骨神经痛

马某，女性，47 岁，干部。1970 年 12 月初诊。

患者自诉 1 年前开始感觉左侧腰腿疼痛，每逢阴雨或寒冷即感疼痛加剧，中心医务室外科诊断其为坐骨神经痛。经用针疗及理疗后疼痛有所减轻。1 周前参加重体力劳动后，疼痛又加剧。患者要求服用中药而被转来中医科。

诊见患者体格中等，颜面少华，按压患者左侧腰部志室穴、臀部的大肠俞、环跳及左下肢的殷门、委中、承山、昆仑等穴位均有明显之压痛。直腿抬高试验为阳性。患者自诉左侧腰腿不仅疼痛，且感甚冷，势如有冰块置于骨髓之中。我问患者是否觉得下半身发沉，她说腰及臀部以下极为重着，好像腰部捆绑着一块岩石。她还称小便频数，且尿量较多。舌质淡，苔白腻，脉沉细。

证属中焦阳虚，寒湿内滞，治以温补中焦，散寒祛湿，方选苓姜术甘汤加味：

茯苓 12g，干姜 15g，白术 12g，制附子 9g，甘草 9g，水煎服。

患者服药 7 剂后称左侧腰腿疼痛有所减轻。按原方再服 14 剂。三诊时，患者诉疼痛已有显著好转，腰腿冷重亦有缓解。仍按原方配 14 剂，嘱其隔日服用 1 剂。1 年后信访患者，回答称左侧腰腿疼痛已经治愈，也没有再复发。

2. 妇女带下

曾某，女性，35 岁，农民。1951 年 10 月初诊。

患者称患白带量多已有数年，白带质稀呈半透明状。自觉体重倦怠，下腹坠胀，腰骶部及两下肢酸痛，伴有重着感。食欲不振，小便频数，夜间 4～5 次。月经期正常，但经量较少，色淡质稀。

诊见患者体型消瘦，面色灰暗，触其两侧小腿腓肠肌及足背感觉冷如冰块。舌质偏淡，苔薄白腻，脉沉弱。

证属寒湿内郁，中阳虚弱，治以祛寒化湿，温补中阳，方选苓姜术甘汤加味：

茯苓 9g，干姜 12g，白术 15g，补骨脂 12g，益母草 15g，甘草 9g，水煎服。

用药 14 剂后，患者感觉腰腿冷痛有所缓解，白带量也有减少。患者诉其经济困难，要求减少服药次数。我考虑患者的方证合致，即使剂量减小也会有效的，于是将上方去补骨脂、益母草，只用小剂量之苓姜术甘汤：

茯苓 6g，干姜 10 片（自加），白术 6g，甘草 3g，水煎服。

嘱其隔日 1 剂，坚持服用。数月后患者来复诊，告诉我诸症已改善了一半以上。

五十、小陷胸汤（《伤寒论》）

处方组成

黄连 3 ～ 9g，制半夏 9 ～ 15g，全瓜蒌 12 ～ 60g。

以上 3 味，将全瓜蒌加水先煎 15 分钟，然后加入其他两味再煎 20 分钟，去渣，1 日分 2 ～ 3 次温服。

⊙ 临证直觉诊断（一）——辨证

胸脘痞闷，按之则痛，咳嗽咯黄稠痰或牵引胸痛，或恶心呕吐，心烦失眠，大便秘结。舌质偏红，苔黄腻，脉浮滑或滑数。

⊙ 临证直觉诊断（二）——辨病

1. 感冒，支气管炎，肺气肿，肺源性心脏病。

2. 支气管哮喘，肺炎，胸膜炎。

3. 心绞痛，心肌梗死。

4. 急、慢性胃炎，急、慢性肝炎，胆囊炎，胆石症。

5. 高血压病，动脉血管硬化症。

6. 肋间神经痛，腹膜炎。

7. 乳房疾患。

8. 饮食中毒。

⊙ 临证直觉诊断（三）——辨体质

体质较好，体格中等或偏上，颜面偏红或油脂较多。

⊙ **慎用或禁忌**

肺气虚弱之寒痰内结者应慎用或禁忌本方。

⊙ **临床加减应用**

1. 感冒　本方加桑叶、银花、菊花。

2. 支气管炎　本方加黄芩、车前子、浙贝母。

3. 肺气肿，肺源性心脏病　本方加棉花根、天竺黄、岗梅根。

4. 支气管哮喘　本方加桑白皮、满山红、南天竹子。

5. 肺炎，胸膜炎　本方加一点红、鱼腥草、车前草。

6. 心绞痛，心肌梗死　本方加鲜鱼腥草、薤白、五灵脂。

7. 急、慢性胃炎　本方加连翘、莱菔子、木香。

8. 急、慢性肝炎　本方加石打穿、五味子、虎杖根。

9. 胆囊炎，胆石症　本方加过路黄、郁金、蒲公英。

10. 高血压病，动脉血管硬化症　本方加连钱草、车前草、黄芩。

11. 肋间神经痛　本方加板蓝根、路路通、丝瓜络。

12. 腹膜炎　本方加延胡索、大青叶、参三七。

13. 乳房疾患　本方加蒲公英、橘核、王不留行。

14. 饮食中毒　本方加柴胡、黄芩、黄连。

⊙ **作者七十年临证医案与心得**

1. 暑季热病

郑某，女，30岁。

患者于夏季罹患急性热病，十余日后热仍不解，胸闷烦乱，不食不眠，不呕不吐，不意不爱。患者自以手拍胸，谓胸闷欲死，在床上颠倒，呻吟叫号，虽口渴但不能饮。

诊之舌苔白腻，脉浮滑。予半夏泻心汤加山栀子、豆豉，服药后仍不能接受。考虑其胸部痞闷，按之则痛，乃改用小陷胸汤加味：

黄连 3g，制半夏 6g，全瓜蒌 12g，柴胡 4.5g，薤白 9g，枳实 9g，枳壳 9g，黄芩 4.5g。

1 剂症状改善，2 剂热退病愈。

2. 孕妇感冒

徐某，女，28 岁。

患者怀孕 3 个多月，因妊娠恶阻，呕吐痰涎，经西医师注射安胎剂（黄体酮）后呕吐稍减。次日又因感冒夹食滞，发热咳嗽，胸脘胀闷，欲呕不得吐，不思饮食，懊恢不安，通宵不眠。

诊得患者颜面偏红，呈痛苦貌，腹诊可见心下部有压痛。舌质偏红，苔黄厚腻，脉滑数。投予小陷胸汤合小半夏加茯苓汤：

黄连 3g，制半夏 9g，全瓜蒌 12g，茯苓 9g，生姜 3 片。

不数剂而安。

3. 孕妇饮食中毒

许某，女，34 岁。

患者怀孕 4 个月，时值夏季，一日因饮食不慎，突发腹痛腹胀，胸闷欲绝，发热口渴，欲吐不得吐，辗转床褥，烦躁呼号。诸医或谓胎怒动攻冲势必流产，议论纷纷，咸皆不敢处方。

我诊得患者胸脘胀实，按之更痛，大便不行。舌苔白腻垢厚，脉沉有力。断为实热结胸，以小陷胸汤加柴胡、黄芩、知母：

黄连 3g，制半夏 6g，全瓜蒌 12g，柴胡 3g，黄芩 6g，知母 6g。

众医互视以目，其丈夫持方不敢购药。弟子徐君因随侍余诊之故，深信经方，力主购服。

患者进药后大便畅下，酣然入睡（因已两昼夜不得安睡故）。睡醒后诸症若失，经方之效有如此者，古以"有故无殒，亦无殒也"之训，嗣以理中汤调治而痊。

4. 肋间神经痛

宗某，男，67 岁。

患者原有胸椎与腰椎退行性病变，最近因过度劳累，1 周前右侧乳头附近出现阵发性灼痛，时而向胸腹前壁放射，尤其在深呼吸或咳嗽时疼痛更甚，同时伴有胸脘胀闷，恶心欲吐，食欲全无，烦躁易怒，失眠多梦，大便2、3日1次，干结难解。西医院诊断其为肋间神经痛，给予镇痛剂及膏药，但效果不显，来本院诊治。

视患者体格中等，颜面略红，神色紧张。按其胸脘时自诉有疼痛感，按其右侧3～5肋间亦有明显压痛。舌质红赤，苔黄且厚腻，脉滑数。此属小陷胸证。处方：

黄连3g，半夏12g，全瓜蒌60g（先煎）。

服药2剂后，患者疼痛及诸症均有改善，再服4剂症状有明显缓和，以后嘱患者间日1服，1周后疼痛治愈，各种症状也基本消失。

五十一、乌梅丸（《伤寒论》）

处方组成

　　乌梅9～24g，细辛3～6g，当归6～15g，桂枝6～12g，人参6～15g，黄连3～9g，附子6～12g，川椒3～9g，黄柏3～9g，干姜6～12g，水煎服。

　　或共研细末后炼蜜为丸，每服6～9g，1天1～3次，温开水送服。儿童剂量酌减。

◉ 临证直觉诊断（一）——辨证

　　经常腹痛，烦躁呕吐，食后即吐，或吐出蛔虫。四肢厥冷，或伴久痢久泻。舌质偏红或红，苔白腻或黄腻，脉弦或细弦。

◉ 临证直觉诊断（二）——辨病

　　1. 头痛，偏头痛。

　　2. 口腔溃疡。

　　3. 慢性肠炎。

　　4. 慢性溃疡性结肠炎。

　　5. 细菌性痢疾。

　　6. 肠易激综合征。

　　7. 胆道蛔虫病。

　　8. 蛔虫性肠梗阻。

　　9. 男子前列腺肥大。

　　10. 胆囊切除术后综合征。

11. 自主神经失调征。

◉ 临证直觉诊断（三）——辨体质

体质较好，体格中等或健壮，多见于儿童或青壮年者。

◉ 慎用或禁忌

孕妇及高龄体虚者应慎用或禁用本方。

◉ 临床加减应用

1. 头痛，偏头痛　本方加白芷、川芎、藁本。

2. 口腔溃疡　本方加野蔷薇根、蘘荷根、西瓜霜。

3. 慢性肠炎　本方加厚朴、木香、麦芽。

4. 慢性溃疡性结肠炎　本方加赤石脂、吴茱萸、禹余粮。

5. 细菌性痢疾　本方加黄连、地锦草、白头翁。

6. 肠易激综合征　本方加吴茱萸、丁香、砂仁。

7. 胆道蛔虫病　本方加使君子、苦楝皮、大黄。

8. 蛔虫性肠梗阻　本方加黄连、山栀子、大黄。

9. 男子前列腺肥大　本方加杜仲叶、茯苓、猪苓。

10. 胆囊切除术后综合征　本方加大黄、芒硝、黄连。

11. 自主神经失调征　本方加夜交藤、茯神、大枣。

◉ 作者七十年临证医案与心得

1. 蛔虫性肠梗阻合并胆道蛔虫症

秦某，男性，16 岁，江苏省丹徒区人，学生。1964 年 9 月初诊。

患者家长代诉：患者于大前天晚饭前，吃了许多油炸花生米，深夜突感右上腹及脐周呈阵发性疼痛，痛剧时似刀绞一般。或疼痛向右侧肩部放射，伴有恶心呕吐，前天曾吐出 3 条蛔虫。疼痛停止时则犹如常人。家长携其去医院看急诊，住院后经检查排除肝胆及胰腺等疾患，被诊断为蛔虫性肠梗阻合并胆道蛔虫症（医师分析蛔虫只是一时性从十二指肠进入胆道，并时而退回十二指肠）。因患者使用止痛剂后未见显效，故邀我去会诊。

当时我正在丹徒区血吸虫病流行区做中药临床研究。应邀去医院后，见患者身材瘦小，捧腹屈膝在床，呻吟不断，面色苍白，全身出汗，抚摸其手脚冷如冰块。按其腹部肌肉紧张，上腹部有轻度压痛，无反跳痛。舌质淡红，苔白腻，脉弦。

西医诊断已经非常明确，按中医辨证属于肝胃不和，胃寒蛔厥，治以温脏祛寒，安蛔止痛。方选乌梅丸加味：

乌梅 30g，当归 9g，桂枝 9g，党参 9g，黄连 9g，细辛 3g，附子 9g，川椒 6g，黄柏 6g，使君子 18g，苦楝皮 15g，干姜 9g。

水煎服，嘱先服 1 剂。

二诊：患者服药后腹痛减轻，疼痛次数亦减少。原方加大黄 12g，嘱其再服 1 剂。

三诊：患者药后 1 天解了 4 次大便，并排出蛔虫四十多条，自觉腹痛大减，只是感觉全身酸软，上腹部有痞闷感。我将中药剂量调整后嘱其再服 7 剂：

乌梅 18g，当归 6g，桂枝 3g，党参 9g，黄连 3g，细辛 3g，附子 6g，川椒 6g，黄柏 3g，使君子 12g，苦楝皮 9g，大黄 9g，干姜 6g，水煎服。

四诊：患者腹痛完全消失，诸症亦有缓解。为预防蛔虫性肠梗阻及胆道蛔虫症再发，我告诫患者今后一定要注意饮食卫生，例如饭前便后要洗手，不喝生水，生冷食品要洗净煮熟等。

五十二、芍药甘草汤（《伤寒论》）

处方组成

芍药 6 ～ 30g，炙甘草 9 ～ 15g，水煎服。

◉ 临证直觉诊断（一）——辨证

内脏平滑肌或骨骼肌呈急性痉挛或痉挛性疼痛，或伴有咽干烦躁，小便频数。舌红苔少或薄，脉弦细。

◉ 临证直觉诊断（二）——辨病

1. 颜面神经痉挛，颈肩部肌肉发硬。

2. 舌炎，舌强直，齿痛。

3. 痉挛性咳嗽，支气管哮喘。

4. 呃逆，胃痉挛，胆结石绞痛，痔疮痛。

5. 肾结石绞痛，膀胱结石绞痛，排尿痛。

6. 小腿腓肠肌痉挛，腰痛（腰肌劳损），坐骨神经痛，脚跟痛。

7. 小儿夜啼症，小儿腹痛。

8. 妇女痛经。

◉ 临证直觉诊断（三）——辨体质

挛急性、偏虚之体质，体格偏瘦，皮肤干燥，肌肉紧张，易患便秘，常有腹痛及肌肉痉挛等症状。

◉ 慎用或禁忌

肌肉松弛无力，血压较高或低钾血症者应慎用本方。

◉ 临床加减应用

1. 颜面神经痉挛　本方加白芷、防风、川芎、白附子。

2. 颈肩部肌肉发硬　本方加葛根、丹参、桑枝、威灵仙、羌活。

3. 舌炎　本方加野蔷薇根、石榴皮、桂花、芦荟、匍伏堇。

4. 舌强直　本方加蘘荷、当归尾、桃仁、红花、毛慈菇。

5. 齿痛　本方加徐长卿、细辛、荜茇、花椒、茄子蒂。

6. 痉挛性咳嗽　本方加川贝母、桔梗、杏仁、白前、枇杷叶。

7. 支气管哮喘　本方加麻黄、地龙、胡颓子、银杏、瓜蒌仁。

8. 呃逆　本方加柿蒂、鲜芦根、公丁香、老刀豆、生姜。

9. 胃痉挛　本方加三七、延胡索、郁金、姜黄、五灵脂。

10. 胆结石绞痛　本方加过路黄、茵陈蒿、柴胡、黄芩、大黄、猪胆汁。

11. 痔疮痛　本方加槐花、地榆、苎麻、无花果、凤尾草。

12. 肾结石绞痛　本方加连钱草、海金沙、鸡内金、沉香、路路通。

13. 膀胱结石绞痛　本方加连钱草、三棱、莪术、滑石、川楝子。

14. 炎症所致之排尿痛　本方加车前草、苦参、瞿麦、灯心草、石韦。

15. 腓肠肌痉挛　本方加木瓜、桑枝、独活、骨碎补、牛膝。

16. 腰痛（腰肌劳损）　本方加川乌头、金毛狗脊、土鳖虫、杜仲、伸筋草。

17. 坐骨神经痛　本方加威灵仙、独活、白花蛇、川草乌、木瓜。

18. 脚跟痛　本方加透骨草、艾叶、接骨木、制附子、威灵仙。

19. 小儿夜啼症　本方加黄芪、桂枝、钩藤、大枣、饴糖。

20. 小儿腹痛　本方加荔枝核、延胡索、乌药、陈皮、生姜。

21. 妇女痛经　本方加当归、香附子、高良姜、延胡索、乌药。

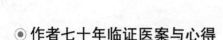

◉ 作者七十年临证医案与心得

1. 脚跟疼痛

潘某，女，43岁。

患者瘦长身材，面色苍黄。患两侧脚跟疼痛已有三月余，右足疼痛更甚，步履艰难。诊之，饮食、睡眠、大小便均无异状，唯月经不调，经行腹痛，腰腿冷感，脉沉细弱。此证可理解为脚跟踵骨骨膜或周围肌肉血管之挛急所至，予芍药甘草汤加制附子3g用以舒筋缓急止痛，嘱服7剂。数月后，遇于途，她喜形于色地说，药真灵，我的脚跟痛已治愈。并介绍他人来诊。

2. 胆结石绞痛

沉某，男，35岁。

患者半年前罹患黄疸，此后反复发病，每半月或1月突然胸背痛，发热，呕吐，已确诊为胆石疝痛。每次发病必须注射"杜冷丁"来解痉止痛。时为抗日战争时期的1940年，此种针剂极为昂贵，患者经济困难，深以为苦，邀诊。诊察患者除有以上症状之外，伴有大便秘结。腹诊可见两胁苦满，腹肌紧张，舌质偏红，苔白腻。予为处方，用茵陈蒿汤合大柴胡汤。在这之前先以和血敛阴、缓急止痛之芍药甘草汤（芍药、甘草各12g），浓煎顿服，以解其痛。药后10～20分钟，剧痛缓解。因嘱患者平时坚持服用茵陈蒿汤合大柴胡汤，同时常备芍药、甘草两药，疼痛发作时临时煎服以代替"杜冷丁"。

患者自服茵陈蒿汤合大柴胡汤后减少了胆结石绞痛的复发，经过3个月服药治疗，仅发作1次。

按：此外，我曾将芍药甘草汤用于胃痉挛、小腿腓肠肌痉挛、小儿腹痛及夜啼症等疾患，均有良效，余不备举。

五十三、桔梗白散（《伤寒论》）

处方组成

桔梗2.25g，贝母2.25g，巴豆0.75g（去皮，熬如脂，研压去油的巴豆霜）。

以上3味共研细末，每服0.3～0.5g，米汤送下，以吐下为度。

◉ 临证直觉诊断（一）——辨证

胸咽窒塞，心下部充实，或咳嗽胸痛，呼吸急迫，热已退或不发热，大便秘结。舌苔白腻或白厚腻，脉多沉实，沉紧，滑数。表现为寒实结胸证。

◉ 临证直觉诊断（二）——辨病

1.肺炎，肺水肿，肺脓肿。

2.急性喉头炎，声带水肿，白喉。

3.消化不良，胃炎，肠炎。

4.心脏功能不全。

◉ 临证直觉诊断（三）——辨体质

体质较好，体格壮实。

◉ 慎用或禁忌

体质极虚或高龄者应慎用或禁忌本方。

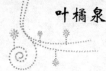

◉ 临床加减应用

1. 肺炎 本方加鱼腥草、黄芩、杏仁。

2. 肺水肿 本方加车前子、薏苡仁、白茅根。

3. 肺脓肿 本方加鱼腥草、白及、野菊花。

4. 急性喉头炎，声带水肿，白喉 本方加忍冬藤、玄明粉、橄榄。

5. 消化不良，胃炎，肠炎 本方加山楂肉、半夏、陈皮。

6. 心脏功能不全 本方加山楂子、玉竹、甘草。

◉ 作者七十年临证医案与心得

1. 慢性支气管炎并发胃炎

郑某，男性，71岁。

患者既往有慢性支气管炎，素嗜酒，平时咳嗽痰多，其人痰湿恒盛。时在初春，其家有喜庆事，此患者饕餮大嚼酒肉饭食后，即入床睡眠。翌日不起，家人在忙碌中初当不知，至晚始发觉患者迷糊，询之瞠目不知答，木然如痴呆。因其不气急，不发热，第3天始邀笔者往诊。诊得其两手脉象滑大有力，检视其口腔，满口痰涎黏连，舌苔厚腻垢浊。其瞳孔反应正常，然两目呆瞪直视，呼之不应，问之不答。按压其胸腹部，患者拒按，蹙眉似有痛闷感。揭其被时发觉有尿臭，始知其遗尿在床，然大便不行。当考虑其脉象舌苔是实证，不发热，不咳嗽，不气急，病不在脑而在胃，因作寒实结胸论治，用桔梗白散1.5g，嘱分3次以温开水调和缓缓灌服。第2次灌药后，患者呕出黏腻胶痰样吐物甚多，旋即发出长叹呻吟声。第3次药后，其腹中鸣响，得泻下2次，此时患者始觉胸痛、发热、口渴，欲索饮，继以小陷胸汤2剂而愈。

2. 消化不良

刘某，男，60岁。

患者患病已有 2 日，我去其家时见患者默默卧于床中，微微呻吟，不发热，不饮不食，询之不答，但颜貌目光无异状，按之心下痞硬，喉头似有痰涎，舌苔白腻垢浊，脉沉滑数。据其家属说患者平素身体强健，极少患病，也很少吃药，但是比较贪嘴，遇有可口的食物就会无节制地吃。有时吃多了，待吐出后即可恢复。闻家属此言，我确定此属古人所谓"中食""中痰"之类也。与桔梗白散，每次 0.6g，嘱缓缓灌下，隔三四个小时服 1 次，得吐或下为度。患者药后吐出痰涎胶黏物，继而大便畅下，服药两三次后症状即有改善，精神好转，食欲增进，数日后竟告康复。

3. 急性胃肠炎并发肺炎

徐某，男，5 岁，住苏州市阊门外杨安浜。1945 年 8 月初诊。

患儿家属邀我去出诊时，见患儿横卧于木盆中，面色㿠白，不哭也不笑，不饮不食，目瞪不稍瞬，牙关拘急，身不发热，呼吸紧促。诊脉沉滑。询之，据称病起已 7 日，不开口者又 3 日。初起发高热，咳嗽气急，两鼻扇动，西医诊断其为肺炎，注射盘尼西林 3 天（盘尼西林当时是王牌抗生素，必须连续注射），结果高热退了，咳嗽亦治愈，然变成此状，西医已谢绝。

因其亲戚介绍，患儿家属邀我做最后一决。我轻轻推动患儿身体时，其似有知觉。诊其舌苔白腻，脉沉细而滑，心脏循环无碍。呼吸虽较急促，但并无窒息现象，两眼虽呆瞪少瞬，但又无其他痉搐等脑症状，测其体温为 37℃。听取心脏及肺部状况，除左肺略有啰音以外，其他未显异常。腹诊可见胸脘间有膨满状，稍微重按则见患儿微蹙其颜貌。大便已 3 天未解，小便量亦少。

我还详询患儿初病时之情况。据称数日前患儿尚健，饮啖如常。是日午后先呕吐，继腹泻 2 次，遂发高热惊搐，以急救故，即请洪姓西医，因不见效，又请李姓西医云云。听到这里我才恍然而知其为急性胃肠炎并发肺炎者。肺炎双球菌经注射抗生素后虽被克服，但原先存在于胃肠黏膜之细菌尚未被除去而至于斯。此乃寒实结胸证也，于是我立即处方桔梗白散 1g，分成

3包，每服1包，嘱以温水给患儿频频灌服，以激起吐下为度。如不吐不下，再服1包。

第二天家属又邀我去复诊。走进其家见患儿躺在床上，两眼球稍灵活，面色神情亦较昨天改善。其母称昨天给患儿灌服白散后，初尚无动静，至晚忽大吐，面色涨红，挣扎不休，几似欲死之状。约数分钟后吐出胶痰约半杯许，随后发出叹息，至天明又得泻下黏液，乃渐见活动，胸闷似较减，但仍不哭不啼，面无表情。再检体温已降至36℃，舌苔白腻，脉沉细，乃予麻黄附子细辛汤：

麻黄6g，制附子9g，细辛3g。

并再灌下桔梗白散0.3g。此次患儿服后未吐，而下黏腻宿垢不少。其时患儿神情活动及睡眠饮食渐趋正常，唯不哭不语，依然不发声达2周之久。嗣后时以紫圆：

巴豆1份，代赭石1份，赤石脂1份，杏仁2份。

攻之，经二十余日始告痊愈。

按：是病为急性胃肠炎并发肺炎，经注射抗生素后，肺炎虽瘥而热退，但胃肠内黏腻物胶塞形成是证（此黏腻物系炎症而致）。患儿表现为不饮不食，牙关拘急，身不发热，呼吸紧促，胸脘痞满，大便秘结，舌苔白腻，脉沉细而滑。辨其属寒实结胸证，投予桔梗白散后获得了较好的效果。故西医学对于原因治疗虽然进步，但是中医古方在临床上只要辨证合理，方证相符，就可以收到良效，能解决部分西医不能治愈的疾病。

该处方中巴豆虽然是剧药，但是有毒药物却为治病的利器，只要掌握了配制法和剂量，用以攻病破坚，诚有斩关夺门、旗开得胜之功效。巴豆的峻烈毒性在巴豆油，制成巴豆霜，系压榨去净油，除油越净，则越无腹痛、呕吐等副作用。如使用新制巴豆霜，因其去油未净，毒性较大，故内服用的剂量应该减少，否则其副作用较难掌握。巴豆内服取其攻坚，巴豆油并非不可用，只是定量的问题有待进一步研究。

　　有一张叫作利喉散的处方能治气管白喉，取其逐伪膜，显然是巴豆为主之排逐驱除气管阻塞作用。曾有文献报道治患儿气管白喉1例：在患儿濒于窒息危险时用生巴豆1粒，加水于乳钵内研磨成白色乳剂，以注射器吸取少许乳剂射入患儿喉头，患儿当即呕出伪膜得救。这是在无医疗条件地区仓促中抢救成功的实例，足见巴豆斩关夺门的作用。

　　特别指出：外贴用的巴豆朱砂膏应取不去油之巴豆，而紫圆、桔梗白散等处方中必须采用去净其油之巴豆。此外，巴豆的配伍以绛矾、赤石脂等矿物性粉末，内服时似有保庇性，可以减轻其副作用；配桔梗等则用于寒实结胸。由此可见巴豆的用法与其配制法和剂量等均有重大关系也。

五十四、黄连阿胶汤（《伤寒论》）

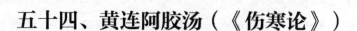

处方组成

黄连 3 ～ 12g，黄芩 6 ～ 12g，芍药 6 ～ 15g，阿胶 9 ～ 15g，鸡蛋黄 2 枚。

以上共 5 味，加水先煎前 3 味，去渣，放入阿胶烊尽后，待稍冷，再加入鸡蛋黄搅和，1 日分 2 ～ 3 次温服。

◎ 临证直觉诊断（一）——辨证

心中烦闷，不得安眠。口干咽燥，手足心热，小便短赤。舌质红或偏红，舌乳头突出，苔少或薄或无苔，脉细数。

◎ 临证直觉诊断（二）——辨病

1. 各种急性热病之出血。

2. 失眠症。

3. 自主神经功能失调症。

4. 高血压病。

5. 口腔炎，口腔溃疡。

6. 萎缩性胃炎。

7. 慢性肠炎，溃疡性大肠炎。

8. 妇女功能性子宫出血。

9. 妇女产后发热。

10. 男子阳痿、早泄。

◉ 临证直觉诊断（三）——辨体质

体质偏弱或中等，体格瘦长。皮肤粗糙或伴有脱屑。

◉ 慎用或禁忌

痰湿困阻，脾胃失调，苔厚腻者应慎用或禁忌本方。

◉ 临床加减应用

1. 各种急性热病之出血　本方加田边菊、白茅根、紫草。

2. 失眠症　本方加珍珠母、龙齿、牡蛎。

3. 自主神经功能失调症　本方加酸枣仁、夜交藤、茯神。

4. 高血压病　本方加车前子、槐花。

5. 口腔炎，口腔溃疡　本方加野蔷薇根、西瓜霜、山豆根。

6. 萎缩性胃炎　本方加西洋参、麦门冬、天花粉。

7. 慢性肠炎，溃疡性大肠炎　本方加石榴果皮、臭椿根皮、地锦草。

8. 妇女功能性子宫出血　本方加侧柏叶、参三七。

9. 妇女产后发热　本方加桑叶、青蒿。

10. 男子阳痿、早泄　本方加黄柏、车前草、白薇。

◉ 作者七十年临证医案与心得

1. 高血压病

汤某，男性，54 岁，干部。1965 年 4 月初诊，住南京江苏医院一病区。

患者自诉既往有高血压病、心脏病、动脉血管硬化。因屡服西药降压剂及缓解动脉血管硬化之剂后效果不佳，本人要求服用中药，故病区主管医师邀我去病房会诊。观患者为瘦长体型，说话很快，声音洪亮，颜面潮红。患者自诉心悸不安，极易兴奋，烦躁不得眠。观其舌质红，舌净无苔，脉细弦数。

考虑到患者主要为"心中烦，不得卧"，因予黄连阿胶汤：

黄连 6g，黄芩 9g，白芍 9g，阿胶 12g，鸡蛋黄 2 枚。

2 剂而安，血压亦随之下降。病区几位医师感到惊异并谓，照现代理论，鸡蛋黄应为此病所禁忌，何以用来作药反而见效？我的分析是，可能新鲜的鸡蛋黄冲入药汤中搅和，会改变此药的药理作用。究竟药理何在，有待进一步研究。

2. 失眠症

罗某，男性，59 岁，干部。1970 年 12 月 23 日初诊。

当时正值"文革"之高潮时期，患者由 2 名男子押送来句容县江苏省五七干校中心医务室就诊。患者自诉已被隔离审查 2 年多，整天感到心烦意乱，无法定心坐下吃饭或写东西，总是不由自主地在屋里来回走动。每到晚上症状就会加重，最苦恼的是夜间根本无法入睡。有时一人偷偷跑到远处的农田里大喊大叫一阵后，觉得心里舒畅些，回到屋里才能睡上 1～2 个小时。虽然时值冬季，但常觉口干，频繁饮用缸里的凉水。

诊患者体格中等，面色黝黑略赤，说话时常呈兴奋状态，在诊疗时曾多次打断我的提问。诊脉时感到其手掌心比一般人要发烫。观其舌质红赤，除了舌根有少许薄黄苔以外，整个舌头几乎无苔，且干燥乏津，脉细略弦。

证属阴虚有火，治以养阴泻火，方选黄连阿胶汤：

黄连 9g，黄芩 15g，白芍 12g，阿胶 15g，鸡蛋黄 2 枚。

患者服药至 5 剂后，即能坦然入睡，心神不定等症状亦有一定缓解。再服 7 剂，每晚能睡 4～5 个小时。嘱其隔日 1 剂，续服 14 剂，药后诸症均有明显改善。数年后在南京某次会议上又遇到患者，据称从那以后身体状况逐渐改善，现已完全恢复健康。

五十五、甘草汤（《伤寒论》）

处方组成

生甘草 9～60g，水煎服。

◉ 临证直觉诊断（一）——辨证

少阴之火导致的咽喉或口腔疼痛，没有恶寒发热、咳嗽咯痰、大便干结等症状。舌质淡红，苔薄白，脉细。此方亦可用于消化道、泌尿系、呼吸道等其他黏膜之疼痛。

◉ 临证直觉诊断（二）——辨病

1. 口腔炎，口腔溃疡。

2. 咽喉炎，扁桃体炎。

3. 食管炎，胃炎，胃痉挛。

4. 胃/十二指肠溃疡。

5. 膀胱炎，尿道炎。

6. 支气管炎。

7. 肛门周围炎或疖肿，脱肛（内服加外用）。

8. 妇女阴道炎肿痛，子宫脱垂肿痛（内服加外用）。

9. 授乳妇女乳头裂痛（内服加外用）。

◉ 临证直觉诊断（三）——辨体质

部分患者属挛急性体质，体格中等或偏强，常伴有咽喉、口腔炎症，咳嗽、声哑等症。

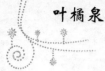

◉ **慎用或禁忌**

湿邪较盛或实热之证应慎用本方。

◉ **临床加减应用**

1. 口腔炎，口腔溃疡 本方加野蔷薇根、西瓜霜、山豆根。

2. 咽喉炎，扁桃体炎 本方加桔梗、玄参、山豆根。

3. 食管炎，胃炎，胃痉挛 本方加延胡索、半夏、芍药。

4. 胃 / 十二指肠溃疡 本方加三七、蒲黄、乌贼骨。

5. 膀胱炎，尿道炎 本方加连钱草、木通、车前草。

6. 支气管炎 本方加桔梗、百部、棉花根。

7. 肛门周围炎或疖肿，脱肛 本方加败酱草、苦参、白鲜皮（内服加外用）。

8. 妇女阴道炎肿痛，子宫脱垂肿痛 本方加墓头回、土茯苓、黄柏（内服加外用）。

9. 授乳妇女乳头裂痛 本方加蒲公英根、紫草根、小蓟（内服加外用）。

◉ **作者七十年临证医案与心得**

1. 慢性咽喉炎

肖某，女性，26 岁，歌剧团演员。1960 年 6 月，南京江苏医院中医科门诊初诊。

患者自诉长期以来咽喉疼痛，西医五官科诊断其为慢性咽喉炎，曾服过抗生素及胖大海、山豆根、木蝴蝶、黄芩等清热解毒、清利咽喉之中药，但是症状改善不明显，每次舞台演出后咽喉就感觉疼痛不适，虽然疼痛的程度并不剧烈，但是很不舒服，影响了日常工作。

诊患者无恶寒发热，无咳嗽咯痰，大小便亦无异常。细察患者之咽喉部略有肿胀，但局部不红，无充血。舌质偏红，苔薄白，根部略黄，脉细略数。

我考虑此证属阴热上升所致的咽喉疼痛，对此证使用清热解毒的苦寒药往往不能见效，而应采用具有甘、平性质的生甘草。我给其处方甘草汤：

生甘草 12g。

特别关照患者将生甘草加水煎煮后，1 日分 5 ～ 6 次或 7 ～ 8 次服用，每次一口一口地慢慢服用。

2 周后复诊时，患者自诉咽喉疼痛有所缓解，只是因平时工作极忙，每天煎药很费时间而感到不便。了解此情况后，我让中药房为其制作成甘草流浸膏（膏滋药），每天只需取用 1 小汤匙，开水溶化后即可频频饮服。2 个月后患者的咽喉疼痛大有好转，我再嘱其把用量逐渐减少，也可将日服改为隔日服用或 1 ～ 2 次，但不要完全停服，细水长流才能改善体质，治愈慢性咽喉炎。

2. 肛门会阴部疖肿

孙某，男性，44 岁，江苏省金坛区人。

1968 年 12 月，因"文革"的原因，我被安排去江苏省金坛区农村参加劳动。有一天，房东老太太告诉我，她儿子孙某的臀部长了个肿瘤，痛得坐立不安，要我给他看看。征得组织同意后我开始为孙某诊治。原来他的会阴部（肛门略为前侧处）长了一个栗子大小的疖肿，局部偏红，按之有疼痛感。在问诊中得知其兄在中药房工作，曾给他送来木芙蓉、紫花地丁、野菊花等中药煎汤内服，但效果不著。

观其舌质偏淡，苔薄白，脉细弦。证属少阴热毒，治以降阴火，解热毒。拟大剂量之甘草汤：

生甘草 45g。

煎汤服用，同时用此浓甘草汤外洗患部。1 周后会阴部之疖肿有所缩小，但是患者的面部和下肢出现较严重的浮肿，这显然是甘草中含有的甘草酸引起的副作用，我特将甘草剂量降至 24g，嘱间日 1 剂服用，但每天仍坚持用甘草汤外洗患部。再服用 2 周后，疖肿已基本消失。由于浮肿仍较甚，水纳潴留，血容量增加，血压亦有上升，故令其停用甘草汤，每天多喝浓紫菜汤。以后孙某写信给我，称疖肿治愈后未再复发。

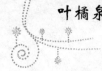

五十六、桔梗汤（《伤寒论》）

处方组成

桔梗 9～45g，生甘草 6～30g，水煎服。

⊙ 临证直觉诊断（一）——辨证

咽喉肿痛，咽干欲饮，咳嗽频频，咳唾黏痰、脓痰，或伴有胸痛。舌质红或偏红，苔黄腻或黄厚腻，脉滑数。

⊙ 临证直觉诊断（二）——辨病

1. 咽喉炎，扁桃体炎。

2. 支气管炎。

3. 支气管扩张。

4. 肺炎。

5. 肺脓肿。

⊙ 临证直觉诊断（三）——辨体质

体质偏虚或中等，平时常有咽干咽痛之症。

⊙ 慎用或禁忌

长期咳嗽所致肺气虚弱及咳血不止者应慎用或禁用本方。

⊙ 临床加减应用

1. 咽喉炎，扁桃体炎 本方加山豆根、玄参、西瓜霜。

2. 支气管炎 本方加款冬花、葶苈子、棉花根。

3. 支气管扩张 本方加侧柏叶、鹿衔草、槐花。

4. 肺炎 本方加岗梅根、大青叶、平地木。

5. 肺脓肿 本方加金荞麦、鱼腥草、鲜芦根。

◎ 作者七十年临证医案与心得

1. 支气管扩张

江某，男性，47 岁。1960 年 11 月初诊。

患者因患支气管扩张伴有咳嗽咳痰，痰中带血，于 4 天前住入江苏医院内科病房。因患者本人是中药药剂师，提出要服中药，故病房医师来中医科邀我去会诊。

我走进患者病室时见患者正在剧烈地咳嗽，咳出黄色痰液，痰中伴有不少鲜血。患者自诉心情紧张，咽痛咽痒，口干舌燥，欲饮凉水，食欲不振。诊患者颜面红赤，伴有浮肿。舌质红，苔黄腻，脉滑且数。我考虑这是热壅于肺而造成之咳痰咳血，拟桔梗汤加味：

桔梗 24g，侧柏叶 18g，槐花 15g，生甘草 15g。

患者服药 14 剂后，咳嗽咳痰有所缓解，痰中血液亦有减少。再诊时，我将生甘草减至 9g，嘱其再服 14 剂，后诸症均有改善。再去病房时，患者对我说病已有好转，想出院回家治疗。我与病房医师商量后同意其出院，嘱其定期来院看中医门诊。

患者牢记医嘱，即该病不易根治，极力预防感冒，积极增强体质。他经过 1 年多以桔梗汤为基本方的中药治疗后，感觉身体比住院前大有改善，已能坚持繁忙的日常工作。

2. 肺脓肿

金某，男性，45 岁，干部。1970 年 7 月，江苏省五七干校中心医务室初诊。

患者自诉咳嗽发热已有十数日，胸闷且痛。中心医务室内科根据血液检查及胸部 X 光拍片诊断为"右下肺脓肿"。患者即日住进中心医务室病房。因该患者是我多年前的老病人，知道我在这里出门诊，故向病房医师提出想服用中药，内科医师邀我去病房会诊。

诊患者身材高大，测体温为 38.9℃，颜面潮红，咳嗽剧烈，咽干欲咽，右侧胸部胀闷，时有疼痛（内科医师分析可能是病灶累及胸膜），不思饮食，体重倦怠，夜间盗汗。舌质红赤，苔黄腻，舌根黄厚腻，脉弦滑带数。证属邪热客于少阴，邪热入肺形成肺痈，治以清热解毒，祛痰排脓，方选桔梗汤加味：

桔梗 24g，金荞麦 30g，芦根 30g，生甘草 15g，大枣 3 枚，生姜 3 片。

但是当时药房没有金荞麦与芦根这 2 味药，我让患者妻子丁某（也是五七干校成员）自己去附近农田采集新鲜鱼腥草。据丁某回来说，农田周围长满了鱼腥草，心脏型的叶子，白色的小花，揉烂后有刺鼻的臭味，很容易识别。我教她每次用 10 ～ 15 株（大的 10 株，小的 15 株）鲜鱼腥草，切碎后加入汤药中一同煎服。

患者服药后当天傍晚即咳出不少黄痰，夹有少量血液。第二天再服 1 剂后又咳出大量脓痰，伴有类似腐败鱼虾的腥臭味。第三天服药后又排出许多脓痰，患者的体温降至 37.6℃，自觉诸症有所减轻。第四天，我仍给患者使用原方，只是将处方里的甘草剂量降到 9g。又继续服药 3 周后，体温恢复正常，咳止痰净，食欲亦大有增进。胸部 X 光拍片证实脓肿已基本被吸收，血象复查提示在正常范围内，患者不久出院后回南京休养。

五十七、射干麻黄汤（《金匮要略》）

处方组成

射干 9 ~ 15g，麻黄 6 ~ 15g，细辛 3 ~ 6g，五味子 9 ~ 15g，半夏 9 ~ 15g，紫菀 9 ~ 15g，款冬花 9 ~ 15g，大枣 3 ~ 9 枚，生姜 3 ~ 6 片，水煎服。

◉ 临证直觉诊断（一）——辨证

咳逆气喘，喉间有水鸡声（包括肺部听诊的痰鸣音）。舌质偏淡或淡红，苔薄白或白腻，脉滑。

◉ 临证直觉诊断（二）——辨病

1. 支气管哮喘。

2. 支气管炎。

3. 支气管扩张。

4. 百日咳。

5. 白喉。

6. 声带水肿。

◉ 临证直觉诊断（三）——辨体质

体质偏弱，体格偏瘦或中等。

◉ 慎用或禁忌

高热或呼吸衰弱者应慎用或禁用本方。

◉ **临床加减应用**

1. 支气管哮喘　本方加满山红、地龙、木半夏。

2. 支气管炎　本方加薤菜、胡颓子、棉花根。

3. 支气管扩张　本方加侧柏叶、远志、桔梗。

4. 百日咳　本方加杏仁、石膏、甘草。

5. 白喉　本方加玉竹、竹叶椒虫瘿、阳桃叶。

6. 声带水肿　本方加车前子、罗汉果、杭菊花。

◉ **作者七十年临证医案与心得**

1. 支气管扩张

杨某，女性，14 岁。1948 年 10 月初诊。

患者自诉每天晨起连连咳嗽，咳脓性痰等症状已有数年，受寒或感冒后症状更加恶化。1 年前在苏州博习医院内科被诊断为支气管扩张。经多方求治，西医、中药、针灸遍施，疗效不佳。

患者经人介绍来我院就诊。进入诊室后患者即出现剧烈之咳嗽气喘，喉间有声，时而发出鸡鸣般的声音，咳出多量稀薄夹有少量脓性黏痰。视患者两侧眼睑微肿，两侧手指末端膨大如鼓槌状。舌质淡红，苔白腻，脉浮滑大。证属寒饮郁肺，咳逆上气，治以温肺化痰，降气止咳。方取射干麻黄汤加减：

射干 12g，麻黄 9g，细辛 3g，半夏 9g，紫菀 12g，款冬花 9g，远志 9g，桔梗 9g，大枣 3 枚，生姜 3 片。

患者服药 21 剂后症状有所减轻，咳嗽咳痰的次数减少，尤其是喉间的鸡鸣声亦有明显缓解。我关照患者将中药继续服下去。由于患者能坚持服药，不仅症状有好转，而且当年冬天患者的支气管扩张居然没有发作。

2. 支气管哮喘

柴某，女性，15 岁。1953 年 1 月初诊。

患者于 1 年多前罹患支气管哮喘，其尤感痛苦的是反复发作的咳嗽、喘息、胸闷、气急，且多在夜间或凌晨发作，每次发作可持续数分钟或数十分钟。苏州市人民医院的内科医师考虑其年龄还小，不主张长期使用抗喘西药，因而建议她服用中药来抑制症状并改善体质。

患儿与其母亲被一同带到我的医院。观患者体格中等，平时怕冷。在诊疗中，患者喘促不停，喉中哮鸣较甚，舌苔薄白，根部白腻，脉弦滑。我抓住这一特征，诊其为肺气上逆，治以益气降逆，方选射干麻黄汤：

射干 9g，麻黄 6g，细辛 3g，五味子 9g，半夏 6g，紫菀 9g，款冬花 9g，大枣 3 枚，生姜 2 片。

患者服 7 剂药后，感到咳嗽喘息及胸闷气急等症状得以改善，特别是喉中哮鸣等症状消失。患者特别高兴，要求继续开药给她。为了患者服用方便，我让药房将处方里的中药制成膏滋药，每天 2 次，每次 1 匙，热开水冲服。

1 年后医院病案室进行通信联系，了解到患者的哮喘病在这 1 年里基本上没再发作，也未罹患感冒，体重还增加了 4 斤。

五十八、木防己汤（《金匮要略》）

处方组成

木防己 9～15g，人参 6～12g，桂枝 3～12g，石膏 15～45g，水煎服。

◉ 临证直觉诊断（一）——辨证

心窝部痞坚，喘促心悸，面色苍黑，腹部胀满，浮肿尿少，不能平卧，口渴欲饮。脉多沉细，沉紧或浮弱结滞。

◉ 临证直觉诊断（二）——辨病

1. 心脏瓣膜病。
2. 慢性支气管炎、哮喘等引起的肺源性心脏病。
3. 冠心病、风心病等引起的心功能不全。
4. 渗出性胸膜炎。
5. 肾炎、肾病综合征。
6. 各种原因所致的下肢浮肿。

◉ 临证直觉诊断（三）——辨体质

体质一般或较弱，体格中等或偏瘦。

◉ 慎用或禁忌

高龄或重度虚弱，脉沉弱无力者应慎用或禁用本方。

◉ 临床加减应用

1. 心脏瓣膜病　本方加玉竹、老茶树根、竹叶菜。

2. 慢性支气管炎、哮喘等引起的肺源性心脏病　本方加葶苈子、白芥子、车前子。

3. 冠心病、风心病等引起的心功能不全　本方加北五加皮、附子、老茶树根。

4. 渗出性胸膜炎　本方加十大功劳叶、郁金、橘络。

5. 肾炎、肾病综合征　本方加刺五加、黄芪、杜仲叶。

6. 各种原因所致的下肢浮肿　本方加车前子、西瓜翠衣、冬瓜皮。

◉ 作者七十年临证医案与心得

1. 风湿热所致心肌炎、心脏瓣膜病

黄某，女性，26 岁，中学教师。1972 年 10 月初诊。

患者自诉从 2 年前起，每当感冒时会出现咽痛发热，关节酸痛，胸闷心慌。去南京市第一人民医院就诊，血液检查，抗"O"数据高于正常，血沉亦快，心脏听诊可闻及明显之收缩期杂音。该院诊断其为风湿热所致心肌炎，心脏瓣膜病（二尖瓣狭窄）。

经五七干校南京安置组的介绍，患者从南京来到句容县桥头镇五七干校中心医务室找我诊治。患者称近日来心悸较甚，动辄气急，不能快步行走，特别是爬坡时更为吃力。出汗较多，小便量较少，口渴欲饮。视患者体格中等偏瘦，面部呈贫血貌，略带褐色，口唇偏暗紫色，呼吸稍有迫促，两下肢肿胀较甚。腹诊可见心窝部发硬，按之有不适感，腹部亦胀满，大便偏硬，两三日解 1 次。舌质淡红，苔黄，脉沉略紧。

我考虑患者最初因风湿热导致心肌炎，最后造成二尖瓣狭窄。虽然用中药治疗二尖瓣狭窄甚为棘手，但是在临床上应尽量缓解患者目前之症状，使其能维持一般日常生活和工作。

归纳患者之主证为心窝部发硬，按之不适，心悸气急，面部略呈褐色，

口唇暗紫色，两下肢肿胀较甚，此乃木防己汤证也。有此证，取其方，方取木防己汤：

木防己 12g，人参 6g，桂枝 9g，石膏 15g。

患者一诊服药 14 剂后，诸症略有减轻。二诊时嘱其继服 14 剂。中途患者母亲突然来中心医务室告诉我，3 天前患者带学生去郊区支农，淋雨后自觉恶寒发热，头痛项强，经及时服用中药午时茶后汗出热退，但是心悸气急，呼吸急促，心下痞塞，下肢浮肿等症加重，大便仍干结难解。我将原方进行加减：

木防己 12g，人参 6g，桂枝 3g，老茶树根 30g，玉竹 12g，茯苓 9g，芒硝 9g。

此为三诊处方。

患者服药 7 剂后感觉呼吸轻松多了，心悸亦有所缓解。以后我让患者隔日 1 剂，持续服用，并再三关照患者本人及其家长，二尖瓣狭窄是指左心房与左心室之间的瓣膜已发生病理性改变，要想彻底治愈难度较大。除了服用中药以外，还应注意预防感冒，及时治疗细菌或病毒感染，并要避免重体力劳动等。

一个多月后，患者除了两下肢仍有浮肿以外，诸症均有明显减轻。患者诉说工作繁忙，没时间每天煎中药，要求我处方简便茶类中药。我考虑患者虽然诸症已基本缓解，但二尖瓣狭窄仍然存在，且两下肢还有浮肿，于是选用具有强心利尿作用的老茶树根，让药房打成粗末，每天 30g，冲入开水代茶饮用。以后据五七干校南京安置组转告说该患者结婚生育后病情也一直比较稳定。

2. 周期性下肢浮肿

董某，女性，41 岁，江苏省昆山县（现昆山市）人。1948 年 3 月初诊。

患者自诉半年来每逢月经来潮时两下肢会出现浮肿，同时伴有神疲纳差，上腹胀满，大便偏干，小便短少，月经过后下肢浮肿逐渐消失。曾多次在苏州博习医院做尿检，未见异常，心脏、肾脏及膀胱等检查也未发现病变，服用中西药治疗效果不著，由该院内科医师介绍来我院就诊。

诊见：患者颜面暗黑，呼吸较为急迫，腹诊可见剑突下痞坚，腹部胀满，时又值月经期，故两下肢有明显之浮肿，用手指按胫骨部位时有较深之凹陷。舌质偏红，苔薄黄，脉沉紧。

证属饮邪内停，伴有郁热。治以清热利湿，通窍行水。方用木防己汤加味：

木防己 12g，人参 6g，桂枝 9g，石膏 30g，车前子 15g，冬瓜皮 15g。

二诊：服药 3 剂后，呼吸急迫有所缓解，小便增多，两下肢浮肿减轻，原方再服 3 剂。

三诊：月经已经结束，精神状况好转，食欲增加，两下肢浮肿全部消失，呼吸急迫症状大有改善，小便量已趋于正常。我关照其每次月经来潮之前服此方 7 剂。

10 个多月后，患者又来就诊，诉说一直按医嘱坚持每次来月经前服 7 剂中药，最近 3 个多月来每个月经周期，两下肢均未出现浮肿，其他症状虽然也会出现，但是程度很轻。

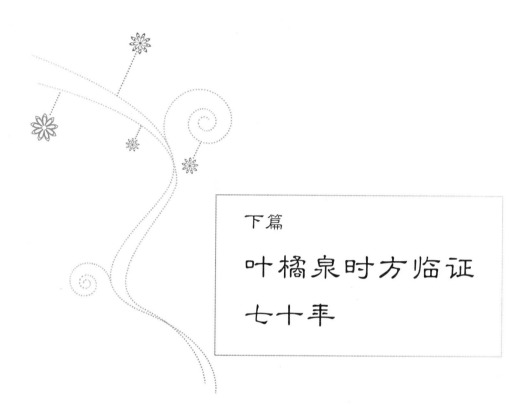

下篇

叶橘泉时方临证
七十年

一、温胆汤（《千金要方》）

处方组成

竹茹6～12g，茯苓9～15g，半夏6～12g，枳壳6～12g，陈皮9～15g，甘草3～9g，干姜3～6片，大枣2～4枚，水煎服。

⊙ 临证直觉诊断（一）——辨证

头晕目眩，恶心欲吐，焦虑不安，惊悸不宁。虚烦不眠，夜间多梦。动则出汗，体重倦怠，食欲不振。舌质偏红或红，苔白腻，脉滑或弦滑。

⊙ 临证直觉诊断（二）——辨病

1. 梅尼埃病。

2. 高血压病。

3. 脑动脉硬化性痴呆症。

4. 心律失常。

5. 冠心病所致的心绞痛。

6. 心脏神经官能症。

7. 抑郁症。

8. 精神分裂症。

9. 顽固性失眠。

10. 慢性胃炎。

11. 胃/十二指肠溃疡。

12. 帕金森病。

13. 小儿夜啼。

◎ 临证直觉诊断（三）——辨体质

神经体质，体格中等或略胖。容易紧张惊悸，失眠不安。

◎ 慎用或禁忌

孕妇或有出血倾向者应慎用或禁用本方。

◎ 临床加减应用

1. 梅尼埃病　本方加钩藤、泽泻、茯苓。

2. 高血压病　本方加白菊花、连钱草、决明子。

3. 脑动脉硬化性痴呆症　本方加远志、丹参、石菖蒲。

4. 心律失常　本方加全瓜蒌、郁金、天竺黄。

5. 冠心病所致的心绞痛　本方加丹参、山楂子、鲜鱼腥草。

6. 心脏神经官能症　本方加玉竹、朱砂、龙骨。

7. 抑郁症　本方加酸枣仁、夜交藤、珍珠母。

8. 精神分裂症　本方加马宝、鬼箭羽、景天三七。

9. 顽固性失眠　本方加酸枣仁、珍珠母、龙齿。

10. 慢性胃炎　本方加麦芽、砂仁、玫瑰花。

11. 胃／十二指肠溃疡　本方加木香、川楝子、白及。

12. 帕金森病　本方加钩藤、厚朴、灵磁石。

13. 小儿夜啼　本方加山楂肉、贝母、鸡内金。

◎ 作者七十年临证医案与心得

1. 抑郁症

姚某，女性，40 岁，干部。1970 年 2 月初诊。

患者自诉数月前下放到五七干校以来，由于政治审查等问题的干扰，情绪一直处于低落状态。自觉胸闷心悸，不思饮食，呕吐呃逆。失眠严重，且常在睡梦中惊醒。白天焦虑不安，头重头晕，身倦乏力。月经不调，乳房作胀。症状严重时情绪悲观绝望，甚至厌世。几个月来体重减轻了十来斤。

患者在五七干校中心医务室内科就诊，服药及接受理疗后未见显效，因而转来中医科。诊见患者体格中等，沉默少言，表情紧张，腹部脐周较硬，按之稍有压痛。舌质偏红，苔白腻，脉弦滑。

先从疏肝解郁着手，方选柴胡疏肝散。患者服用 7 剂后自觉头重头晕略有好转，食欲亦有增进，但是胸闷心悸、呕吐呃逆、乳房作胀、焦虑不安、梦中惊醒等症仍较显著。考虑到患者乃属胆胃疏泄失调，改用清胆和胃法，投以温胆汤加味：

竹茹 9g，茯苓 12g，半夏 9g，枳壳 9g，酸枣仁 12g，夜交藤 12g，陈皮 9g，甘草 3g，干姜 3g，大枣 3 枚，水煎服。

嘱患者先服 3 剂。

二诊：患者服药 3 剂后，自觉胸闷心悸、呕吐呃逆、乳房作胀等症有显著改善，焦虑不安，梦中惊醒之症亦有明显减轻，嘱再服温胆汤加味 7 剂。

三诊：此次药后患者诸症皆失。为巩固疗效，仍嘱继续服用原方。

患者前后共服温胆汤加味六十余剂。经随访患者 1 年，未见复发。

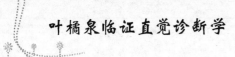

二、地黄饮子（《宣明论方》）

处方组成

地黄 18～30g，茯苓 12～18g，山茱萸 12～24g，石斛 15～24g，肉苁蓉 12～24g，巴戟天 15～24g，五味子 9～15g，麦门冬 6～12g，石菖蒲 9～18g，肉桂 3～9g，附子 6～9g，远志 9～15g，水煎服。

◉ 临证直觉诊断（一）——辨证

舌强所致的言语障碍，足痿所致的步行困难。面红烦渴，但不欲饮水，皮肤偏于干燥或伴有湿疹，皮炎，患部分泌物少。或大小便异常。舌质偏淡或淡，苔白腻，脉沉迟或沉细无力。

◉ 临证直觉诊断（二）——辨病

1. 脑萎缩。
2. 脑硬膜下血肿手术后。
3. 脊髓空洞症。
4. 帕金森病。
5. 中高龄者之皮肤瘙痒症。
6. 慢性湿疹。

◉ 临证直觉诊断（三）——辨体质

体质较弱或中等，体格中等。多见于中高龄者。

◉ 慎用或禁忌

肝阳亢盛，气火上冲或突然发生之舌强足痿者应慎用或禁用本方。

◉ 临床加减应用

1. 脑萎缩 本方加鹿茸、丹参、韭菜子。

2. 脑硬膜下血肿手术后 本方加当归、赤芍、红花。

3. 脊髓空洞症 本方加补骨脂、土鳖虫、参三七。

4. 帕金森病 本方加厚朴（大剂量）、杜仲叶、桑寄生。

5. 中高龄者之皮肤瘙痒症 本方加何首乌、蝉蜕、赤芍。

6. 慢性湿疹 本方加白鲜皮、蛇床子、苦参。

◉ 作者七十年临证医案与心得

1. 帕金森病

林某，男性，84 岁，退休干部。1978 年 12 月初诊。

患者自诉长期以来患有脑动脉血管硬化和高血压病。2 年前曾发生脑血栓，经及时治疗后，除留有少许后遗症之外，已基本恢复健康。

3 个多月前起，患者自觉两手大拇指出现震颤，以后逐渐波及头部、舌头和下颌。由于体调不佳，平时感到心情烦躁，倦怠嗜睡，记忆力减退。去综合医院神经内科就诊，被诊断为初期帕金森病。

诊见患者体格肥胖，面无表情，反应迟钝，言语略显不利，走路时略呈"慌张步态"。患者两上肢呈静止性小幅度的震颤，但在做随意运动时震颤却会减轻。舌质偏淡，苔白厚腻，脉沉细略弦。中医诊为"颤病"，证属肾虚厥逆，痰浊上扰，治以滋补肾阴肾阳，祛痰开窍，方选地黄饮子加味：

地黄 24g，茯苓 12g，山茱萸 12g，石斛 15g，肉苁蓉 15g，巴戟天 18g，五味子 12g，麦门冬 12g，石菖蒲 15g，肉桂 6g，附子 9g，远志 9g，厚朴 45g，水煎服。

患者服药 7 剂后症状并无改善。继服原方 14 剂后，震颤有所减轻，心情烦躁、倦怠嗜睡等症亦有改善。嗣后将原方配制成水泛丸继续服用。以后通过随访得知，患者病情稳定，未闻恶化。

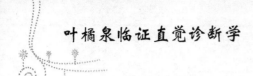

三、防风通圣散（《宣明论方》）

处方组成

防风6～12g，荆芥6～9g，连翘6～12g，麻黄3～9g，川芎6～12g，当归6～12g，白芍9～15g，白术6～12g，山栀子6～12g，黄芩6～12g，石膏15～24g，桔梗9～15g，滑石12～24g，大黄6～12g，芒硝3～9g，薄荷3～9g，甘草3～9g，水煎服。

芒硝分数次冲服。本处方也可以按以上比例水泛为丸，如小豆大，每次6～9g，温开水送服。

◉ 临证直觉诊断（一）——辨证

颜面升火，口苦咽干，头眩头重，肩部发硬，胸闷动悸。时有浮肿，大便秘结，尿少色黄。腹部以脐为中心呈现膨满状态（大腹便便）。舌质偏红，苔薄黄或黄腻，脉滑数。

◉ 临证直觉诊断（二）——辨病

1. 单纯性肥胖症。

2. 高血压病，高脂血症。

3. 冠状动脉粥样硬化性心脏病。

4. 头颈部疖肿或痤疮。

5. 身体各部位的脂肪瘤。

6. 脂溢性皮炎，脂溢性脱发。

◉ 临证直觉诊断（三）——辨体质

便秘体质，体格健壮或肥胖，面色红赤或满面油光（俗称中风体质）。

◉ 慎用或禁忌

高龄体弱，孕妇或长期腹泻者应慎用或禁用本方。

◉ 临床加减应用

1. 单纯性肥胖症　本方加鲜荷叶、杜仲叶、茯苓。

2. 高血压病，高脂血症　本方加车前草、连钱草、决明子。

3. 冠状动脉粥样硬化性心脏病　本方加全瓜蒌、丹参、鱼腥草。

4. 头颈部疖肿或痤疮　本方加野菊花、金银花、紫花地丁。

5. 身体各部位的脂肪瘤　本方加决明子、苍术、山楂肉。

6. 脂溢性皮炎，脂溢性脱发　本方加清明柳嫩叶、茅莓、龙胆草。

◉ 作者七十年临证医案与心得

1. 多发性脂肪瘤

刘某，男性，41 岁，五七干校农场食堂炊事员。1971 年 8 月初诊。

患者自诉 6、7 年前开始，在后颈部、腹部、腰部、臀部等处出现大小不等的皮下肿瘤，左侧腰部的肿瘤部位有疼痛感。在南京工人医院（现南京医科大学附属医院）外科被诊断为多发性脂肪瘤。统计下来，全身共有 63 个脂肪瘤，小的如杏仁，大的如银杏，左侧腰部有 2 个如鸡蛋大。外科医师认为局部肿瘤疼痛是因脂肪瘤增大压迫神经所致，建议手术切除几个大的脂肪瘤。患者不愿手术，回到干校后来到中心医务室中医科要求服用中药。

患者自诉平素血压偏高，血中胆固醇数值亦高，体格检查被诊断有动脉血管硬化症，工作劳累或睡眠不足时即感觉头重颈强，肩背沉重，口苦咽干，小便黄赤，大便干结（经常要服通便之中成药清宁丸）。

视患者体格高大且肥胖，动则气喘，面部油光发亮，鼻部发赤（酒渣鼻），两侧眼结膜充血，按其肩背部坚如岩石，大腹便便。腰、腹、臀、腿等部位可触及多个质地中等之肿瘤。舌质暗红，苔黄腻，脉滑数有力。

证属表里俱实，里热蕴结，治以清疏蕴热，通便散结。方取防风通圣散汤剂：

防风 9g，荆芥 3g，连翘 6g，麻黄 3g，川芎 6g，当归 9g，白芍 9g，白术 6g，山栀子 9g，黄芩 9g，石膏 12g，桔梗 9g，滑石 12g，大黄 9g（后下），薄荷 3g（后下），甘草 3g，水煎服。芒硝 9g 分数次冲服。

服药 14 剂后，患者自觉大便通畅，继服 14 剂后，体重减轻了 2.5 公斤，患者喜出望外，要求继续服用该方。服药 1 个多月后，患者的体重又减轻了 2 公斤，且脂肪瘤部位的疼痛已经消失，患者的其他不适症状均有所减轻，身体各处的脂肪瘤都有不同程度的变软变小。

我遂将原处方改为同仁堂生产的防风通圣散丸剂，嘱患者坚持长期服用。1 年后，患者调回南京工作，时常与我保持联系，告诉我不仅体重又有所减轻，而且脂肪瘤也进一步变小变软，尽管没有完全消失。此外，由于上呼吸道周围的脂肪减少，现在夜间打呼噜的情况亦大为减少。最让他高兴的是，血压有所降低，血液检查提示胆固醇数值也有显著下降。

2. 脂溢性脱发，颜面痤疮

严某，男性，30 岁，内科医师。1980 年 6 月初诊。

患者自诉数月前起发现头发脱落较多，早晨醒来枕头上布满头发丝，每次洗头时脸盆水中漂着黑乎乎的头发，自己曾经数过，每次大约有二百多根。他曾去上海各大医院皮肤科就诊，诊断结果均为脂溢性脱发，医师都称此病无特效药。中医皮肤科给其处方利湿祛脂或养血乌发的处方或单方，但服之均未见效。患者为之烦恼，夜不能眠。由南京中医学院（现南京中医药大学）马老师介绍来我院就诊。

观患者体格健壮，面色偏红，油光满面，颜面及颈背部有数十处痤疮。眉弓、鼻唇沟及耳前后均分布有黄红色斑片。头发色黑但充满油脂，头皮亦有油腻性鳞屑和结痂。患者自诉头皮有时甚痒，大便已 3 天未解。

脂溢性脱发是指皮脂溢出部位的炎症所致的脱发，证属湿热蕴结，表里俱实。治以清热化湿，通腑养发，方选防风通圣散丸剂（同仁堂制），1次9g，1日3次，温开水送服。

患者服药第2天解大便后，自己能见到储便器里大便的表面漂着一层油脂，他推测这油脂是中药分解脂肪后排出的产物，于是他更加有了信心，坚持每天服药。1个多月后，其头面部的油脂分泌有所减轻，头发脱落也有减少。患者身为内科医师，知道改善体质需要相当一段时间，于是他持之以恒，每天3次认真服用中药。10个月后，患者从上海来南京告诉我，虽然每次洗头后仍掉头发，但数量大为减少，维持在几十根左右。现在大便通畅，体重减轻，颜面及颈背部的痤疮都无影无踪了。

四、五积散（《和剂局方》）

处方组成

当归6～12g，白芷6～12g，川芎6～9g，苍术9～24g，厚朴6～12g，麻黄6～12g，桔梗9～15g，枳壳9～12g，半夏6～12g，芍药6～12g，桂枝6～12g，茯苓9～15g，陈皮6～12g，甘草3～9g，干姜6～12g，水煎服。

◉ 临证直觉诊断（一）——辨证

1. 外感风寒，恶寒无汗，咳嗽气喘，咳痰不止。动悸迫促，肩背拘急，头目昏痛。脉沉实。

2. 胃脘疼痛，恶心呕吐，脘腹胀满或冷痛。

3. 妇女月经不调，痛经，闭经，带下，更年期综合征，或伴有腰腿冷痛。舌苔白腻，脉沉迟。

4. 关节及肌肉疼痛，遇寒即发，身重倦怠。

◉ 临证直觉诊断（二）——辨病

1. 风寒感冒。

2. 支气管炎。

3. 支气管哮喘。

4. 胃肠炎。

5. 妇女月经不调。

6. 妇女痛经。

7. 妇女带下。

8. 妇女更年期综合征。

9. 关节炎。

10. 慢性腰痛。

11. 坐骨神经痛。

12. 跌打损伤。

◉ 临证直觉诊断（三）——辨体质

体质与体格中等。上半身发热，下半身发冷之体质。

◉ 慎用或禁忌

本处方性温燥，阴虚或表热证者应慎用或禁用本方。

◉ 临床加减应用

1. 风寒感冒　本方加荆芥、防风、葛根。

2. 支气管炎　本方加紫菀、款冬花、远志。

3. 支气管哮喘　本方加罂粟壳、矮地茶、老倭瓜。

4. 胃肠炎　本方加高良姜、小茴香、吴茱萸。

5. 妇女月经不调　本方加桃仁、红花、艾叶。

6. 妇女痛经　本方加益母草、延胡索、鸡血藤。

7. 妇女带下　本方加土茯苓、蒲公英根、补骨脂。

8. 妇女更年期综合征　本方加别直参、钩藤、柴胡。

9. 慢性关节炎　本方加松节、伸筋草、千年健。

10. 慢性腰痛　本方加杜仲、虎杖、川牛膝。

11. 坐骨神经痛　本方加威灵仙、独活、金毛狗脊。

12. 跌打损伤　本方加接骨木、山栀子、参三七。

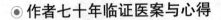

⊙ 作者七十年临证医案与心得

1. 支气管哮喘

纪某，男性，30岁，苏州市吴江区农民。1941年12月初诊。

患者自诉素来健康，从不患病，但自3年前的秋季淋雨后即常发咳嗽气喘，痰多泡沫，喉间可闻及水鸡声，胸闷不能平卧，同时伴有头肩及腰背疼痛。遇寒即发，苦闷欲绝，时发时愈。西医师诊断其为支气管哮喘。

当时正处于抗战时期，我携家眷避乱于该乡，适彼又发病，故来我处就诊。症见患者体格健壮，颜面略肿，额部有汗，两目似突，两脚冰冷。诊其脉沉弦而紧，舌苔白腻。发病当日，患者不思饮食，不解大便，就诊时为发病第2天。证属寒湿内蕴，肺气失宣，治以散寒祛湿，宣肺平喘着手，因予处方五积散：

麻黄9g，桔梗12g，半夏9g，当归6g，白芷6g，川芎6g，苍术9g，厚朴6g，枳壳9g，芍药9g，桂枝6g，茯苓9g，陈皮12g，甘草3g，干姜3片，水煎服。

患者服药1剂后喘咳大减，继服2剂，病去大半。嗣后患者继续服用由原方配制成的水泛丸，后未再复发。

2. 寒实痹痛（坐骨神经痛）

袁某，男性，44岁，水泥厂工人。1954年11月初诊。

患者自诉左侧腰臀部疼痛已有数年，时发时愈。据称最初因跌伤臀部而起，起先疼痛尚轻，后因修理码头长期入水受寒，腰臀部疼痛转重。曾在西医院被诊断为坐骨神经痛，治以针灸、电疗等均能当时见效，但不久又有发作。患者近来自觉不仅腰痛，而且腹部亦痛，经常卧床不起。

诊见患者身体壮实，颜面苍白，蜷卧床上，转侧困难，有轻微咳嗽。患者自诉头痛胸闷，不思饮食，恶寒体倦，肢体疼痛，下肢冷感，腰腹挛痛，喜热喜熨。按其腹结实拘挛，大便3日未解。诊其脉滑实而紧，舌苔白腻且厚。归纳其证可见既有表证，又有里证；属于寒证，也属于实证，方予五积散加生姜、葱白：

当归 9g，白芷 6g，川芎 6g，苍术 9g，厚朴 9g，麻黄 6g，桔梗 9g，枳壳 12g，半夏 9g，芍药 9g，桂枝 6g，茯苓 15g，陈皮 6g，甘草 6g，干姜 6g，生姜 3 片，葱白 6g。（后 2 味为引药）

患者服药 1 剂后即见效，服药 2 剂后大便自下，腰腹疼痛著减，后略事加减数剂治愈。

3. 妇女月经不调

曹某，女性，28 岁，农民。1961 年 9 月初诊。

患者自诉结婚年余，未曾生育，婚前月经正常，近 5 个月来每至月经来潮前即感下腹部疼痛，腰腿以下亦觉冷痛，睡眠中常出现小腿肚抽筋（腓肠肌痉挛）。月经量少色黑，夹有瘀块。时常还出现头晕目眩。诊其脉沉迟小滑，舌苔微白。此乃寒湿内蕴，络阻夹瘀。治以祛寒利湿，化瘀通络。先予桂枝茯苓丸加味治之，效果不著，后以五积散加桃仁、红花：

当归 2g，白芷 1g，川芎 2g，苍术 2g，厚朴 2g，麻黄 1g，桔梗 2g，枳壳 2g，半夏 2g，芍药 2g，桂枝 1g，茯苓 2g，陈皮 2g，甘草 2g，干姜 1g，桃仁 2g，红花 2g，水煎服。

服药 14 剂后效验立显。嗣以原方，嘱于每次月经期前服 14 剂（用锉散剂，每剂约 30g，1 日 2 次煎服），历 3 月而治愈。

按： 五积散里含有 15 味药，再加上药引，粗看药味似较庞杂。笔者要强调的是，观察中药方剂的疗效，不能孤立地从各个药物的药性药效去看，而应看其合理配伍的综合作用。如本方内含有运脾化湿之平胃散；有主治一切痰饮之二陈汤；有治太阳表证之桂枝汤；有治水分运行失调之苓桂术甘汤；有治肾着病的苓姜术甘汤；有四物去地黄，具行血通经脉之功；有麻黄合桂枝辛温发表以疏散表寒。干姜、肉桂、枳壳、厚朴温里以行气滞；陈皮、半夏合麻黄、桔梗开肺以豁痰；麻黄、肉桂、干姜、川芎、当归、甘草具续命汤之方意。综观全方，结构严密，实为以上诸名方综合的复方。依诸方之作用，可以理解本方之疗效不仅主治气、血、痰、饮、食五邪之郁积，而对表里内外，脏腑经络之寒湿阴邪，悉皆能治，其治疗范围颇为广泛。

五积散之药量，《和剂局方》以苍术最多为君药，桔梗为臣，麻黄、枳壳、陈皮等为佐药，其余为使药。后人有根据实际需要而变更其分量、配伍者，如《三因方》称麻黄春夏2两，秋冬3两；干姜春夏1两半，秋冬2两；肉桂春夏3两，秋冬4两等。笔者用治哮喘，不以苍术为君，而以麻黄、桔梗、陈皮、半夏等为主药（见本篇医案1）。

本方在各地中药房均有成药制剂、散剂、丸剂等供应。笔者喜用粗散，按照《和剂局方》的制法，加药引姜、枣或姜、葱作煎剂。

笔者认为局方熟料五积散颇有意义。因本方药味大都为芳香药锉成粗粒（古称如麻豆大），微炒令香，则更易发挥其有效成分之作用。成人每次总剂量为4至5钱（12～15g），一次煎，加水1盏，煎取7分，去滓温服，1日2次。唯此锉散剂最好临时炒香，或炒香后密闭贮藏，如果香气散失，疗效势必大为减损。中药房成药丸剂吞服，不如煎汤热服奏效快。个别药房习惯用蜜丸，用以嚼食之法，笔者认为不大合理，应予改进。

有人主张本方宜加白术，并减苍术之量，笔者同意此项意见。因本方除含平胃散以外，他如苓桂术甘汤、苓姜术甘汤等方均用白术，故按《和剂局方》苍术剂量减半加白术等量为佳。

依照《和剂局方》之记载，成人每日量每服3钱（9g），如日服3次，共为9钱（27g）。目前，我们中医师的处方上，每一味药的用量大概在2至3钱（6～9g），本方共计15味药，则每日总剂量当在三四两（90～120g）以上。笔者用治支气管哮喘（见本篇医案1），就是用这样的剂量，似属浪费。然而在笔者的诊疗实践中，曾用过散剂或水泛丸剂，每天总剂量不足1两（30g），同样收到相应的疗效，尤其感到遵古（《和剂局方》）配制的锉散剂，1日2次，每次总剂量为四五钱（12～15g）煎服，效果最佳。本篇医案3月经不调之一例就是这样用法。看来中药的剂量还可以大大节省，希望能通过实践，共同研究提高。

医学文献中蕴藏着许多卓有成效的名方，通过临床实践，肯定其适应范围，并运用中医理论加以说明，这不仅可以阐明辨证施治的规律，且可为今后应用现代科学方法阐明其疗效机制打下基础。

五、黄连解毒汤（《外台秘方》）

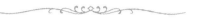

处方组成

黄连6～12g，黄芩6～12g，黄柏6～12g，山栀子6～15g，水煎服。

◉ 临证直觉诊断（一）——辨证

颜面红赤，头胀升火，烦躁易怒，心神不宁，睡眠多梦，记忆力减退。心窝部胀满，口干舌燥，小便黄赤。舌质红，苔黄或黄腻，脉滑或滑数。

◉ 临证直觉诊断（二）——辨病

1. 高血压病。

2. 脑动脉血管硬化症。

3. 精神分裂症。

4. 急性扁桃体炎。

5. 急性牙周炎。

6. 急性肺炎。

7. 急性胃炎。

8. 急、慢性肝炎。

9. 急性阑尾炎。

10. 外科疔疮疖肿。

11. 妇女宫颈糜烂，盆腔炎。

12. 血友病。

◉ 临证直觉诊断（三）——辨体质

体质一般或较好，体格中等或健壮。口干口苦，喜凉畏热，喜食冷饮。

◉ 慎用或禁忌

虚寒体质或阴虚火旺者应慎用或禁用本方。

◉ 临床加减应用

1. 高血压病　本方加连钱草、车前子、白菊花。

2. 脑动脉血管硬化症　本方加丹参、槐花、决明子。

3. 精神分裂症　本方加马宝、石菖蒲、鬼箭羽。

4. 急性扁桃体炎　本方加山豆根、蒲公英、鱼鳖金星。

5. 急性牙周炎　本方加野菊花、板蓝根、金银花。

6. 急性肺炎　本方加鱼腥草、大青叶、一点红。

7. 急性胃炎　本方加半夏、苏叶、连翘。

8. 急、慢性肝炎　本方加石打穿、龙胆草、虎杖根。

9. 急性阑尾炎　本方加败酱草、牡丹皮、大黄。

10. 外科疔疮疖肿　本方加紫花地丁、韩信草、半边莲。

11. 妇女宫颈糜烂，盆腔炎　本方加苦荬菜、白蔹、土茯苓。

12. 血友病　本方加水牛角、红景天、紫草。

◉ 作者七十年临证医案与心得

1. 精神分裂症（初期）

丁某，男性，22岁，军人。1972年11月初诊。

患者母亲代诉：数月前，患者因部队提干没有被评上而导致情绪低落，夜不能眠。数日后突然出现情绪高涨，烦躁易怒，经常一个人对着镜子自言自语。在部队医院被诊断为精神分裂症（初期），经五七干校军代表介绍来我处就诊。

患者自诉心悸不安，头重头胀，颜面升火，口干且苦，欲饮冷水，小便色黄。视患者中等身材，体格健壮，面色红中带黑。两眼结膜充血，无黄疸。左侧鼻尖部可见 2 处小疖肿，按其腹可见上腹部胀满。舌质红，苔黄厚腻，脉弦滑数。

证属热毒壅盛，心神被扰，治以清热解毒，养心安神。方取黄连解毒汤加味：

黄连 9g，黄芩 12g，黄柏 6g，山栀子 12g，鬼箭羽 15g，马宝粉 9g（1 日分 3 次冲服），水煎服。

患者服药 14 剂后，诸症均减，夜间能呼呼大睡。遂关照其继服 14 剂。第 3 次复诊时患者诉，心悸不安及口干且苦等症状已消失。视患者鼻部疖肿亦有改善，于是我将处方剂量进行调整：

黄连 3g，黄芩 9g，黄柏 3g，山栀子 9g，鬼箭羽 12g，马宝粉 9g（1 日分 3 次冲服）。

嘱其再服 28 剂。

第 4 次复诊时患者称已无不适症状，记忆力亦大有恢复，准备近日回部队工作。我让药房将以上最新比例的处方配制成水泛丸（马宝粉仍作散剂，按原量服用），让患者带回部队继续服用。1973 年秋季，患者母亲来告诉我，其子近况一切正常，不久前已以工农兵学员身份进入大学学习。

2. 头部多发性疖肿

柴某，男性，18 岁，知识青年。1969 年 8 月初诊。

患者自诉 3 周前感觉整个头部发痒，于 10 天前出现数个绿豆大之疖肿，以后疖肿越长越大，患部又痒又痛，烦躁不眠。口苦欲饮凉水，饮食减少，大便秘结难解，小便色黄量少。

观患者体格强健，颜面潮红，两眼充满眼眵，口臭较甚。头部疖肿共有 9 处，小的如大豆，大的如银杏，有 2 处疖肿按之表面有波动感（已成脓）。测其体温为 38.6℃。舌质红，苔黄腻，脉数有力。

证属热毒充斥三焦，治以清热解毒，疏通肌肤。选用黄连解毒汤原方：

黄连 9g，黄芩 12g，黄柏 9g，山栀子 15g，水煎服。

患者服药 14 剂后，诸症全消。

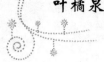

六、龙胆泻肝汤（《兰室秘藏》）

处方组成

龙胆草 3 ～ 9g，当归 6 ～ 12g，地黄 9 ～ 15g，柴胡 3 ～ 9g，黄芩 6 ～ 12g，山栀子 9 ～ 15g，泽泻 6 ～ 12g，木通 6 ～ 12g，车前草 9 ～ 15g，甘草 3 ～ 6g，水煎服。

◉ 临证直觉诊断（一）——辨证

头痛目赤，口苦胁痛，耳聋耳肿，尿赤淋痛。阴痒阴肿，男子阴囊湿疹，睾丸肿胀。妇女外阴部瘙痒，带黄味臭。舌质偏红或红，苔黄腻或黄厚腻，脉弦滑或弦数有力。

◉ 临证直觉诊断（二）——辨病

1. 脑血管意外。

2. 角膜炎等眼疾患。

3. 高血压病。

4. 三叉神经痛。

5. 急、慢性肝炎。

6. 急性白血病。

7. 糖尿病。

8. 肛门周围炎，痔疮。

9. 男子前列腺炎。

10. 男子睾丸炎。

11. 男子阳痿。

12. 妇女盆腔炎。

13. 妇女倒经。

14. 带状疱疹。

15. 脂溢性皮炎。

16. 慢性湿疹。

◉ 临证直觉诊断（三）——辨体质

体质较好，体格中等或健壮。

◉ 慎用或禁忌

脾胃虚寒之患者应慎用或禁忌本方。

◉ 临床加减应用

1. 脑血管意外 本方加伸筋草、石菖蒲、夏枯草。

2. 角膜炎等眼疾患 本方加决明子、青葙子、穿心莲。

3. 高血压病 本方加白菊花、连钱草、决明子。

4. 三叉神经痛 本方加葛根、石膏、板蓝根。

5. 急、慢性肝炎 本方加乌蔹莓、柴胡，田基黄。

6. 急性白血病 本方加狗舌草、马兰根、鲜柿叶。

7. 糖尿病 本方加楤木根皮、鲜藕节、黄连。

8. 肛门周围炎，痔疮 本方加麒麟菜、黄柏、槐花。

9. 男子前列腺炎 本方加萆薢、瞿麦、三白草。

10. 男子睾丸炎 本方加荔枝核、半边莲、黄柏。

11. 男子阳痿 本方加白蔹、薏苡仁、穿心莲。

12. 妇女盆腔炎 本方加墓头回、土茯苓、白蔹。

13. 妇女倒经 本方加鲜马兰头、怀牛膝、鱼腥草。

14. 带状疱疹 本方加板蓝根、延胡索、野菊花。

15. 脂溢性皮炎 本方加鲜清明柳、决明子、大黄。

16. 慢性湿疹 本方加玄参、水牛角、连翘。

◉ 作者七十年临证医案与心得

妇女盆腔结缔组织炎

王某，女性，36 岁，江苏省句容县农民。1972 年 7 月初诊。

患者自诉近一年多来常有低热，身重困倦，下腹坠胀并伴有疼痛，腰骶部酸痛。月经周期延长，带下量多，色黄质稠，臭味较甚。患者曾在五七干校中心医务室妇科做检查，被诊断为盆腔结缔组织炎。患者本人要求服中药，故妇科张医师将其带来中医科让我诊治。

一诊：视患者低热不解，颜面少华。诊其脉弦滑，舌质红赤，苔黄腻，根部黄厚腻。证属肝经湿热下注，治以清利肝经湿热，泄热解毒。方取龙胆泻肝汤加味：

龙胆草 6g，当归 9g，柴胡 6g，黄芩 12g，山栀子 9g，泽泻 9g，地黄 12g，木通 9g，车前草 15g，甘草 6g，墓头回 15g，水煎服。

配方 7 剂。

二诊：药后黄带减少，腹重与腰痛亦有减轻。原方继服 14 剂。

三诊：低热及痛经缓解，身重困倦也有恢复。效不更方，原方再服 14 剂。

四诊：诸症均减。继续服用原方。因方中部分药物之性味属大苦大寒，为防止损伤患者之胃气，将原方的剂量改为隔日 1 剂，继续服用下去。6 个月后患者再次来复诊时，我请张医师为其做妇科检查。日后张医师告诉我，患者所患之盆腔结缔组织炎已有大幅度好转。

七、参苓白术散（《和剂局方》）

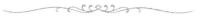

处方组成

人参、白术、茯苓、山药、甘草各1000g，白扁豆750g，薏苡仁、桔梗、莲子肉、砂仁各500g。

以上10味共研细末后拌匀，每次6～9g，1日2～3次，红枣煎汤送服。

⊙ 临证直觉诊断（一）——辨证

慢性体虚，面色萎黄，肢倦乏力，胸脘痞塞，食欲不振。大便溏薄，1日2～3次。腹胀肠鸣，腹部肌肉软弱无力，可闻及振水音，四肢浮肿。舌质偏淡或淡，苔白腻，脉细或细缓。

⊙ 临证直觉诊断（二）——辨病

1. 慢性胃炎。

2. 慢性肠炎。

3. 慢性肝炎。

4. 慢性肾炎。

5. 糖尿病。

6. 妇女带下。

7. 小儿疳积。

8. 突发性耳聋。

◉ 临证直觉诊断（三）——辨体质

体质较差，形体消瘦，肌肉松软。长期以来脾胃虚弱。

◉ 慎用或禁忌

阴虚体质或慢性顽固性便秘者应慎用或禁用本方。

◉ 临床加减应用

1. 慢性胃炎　本方加枳壳、香附子、陈皮。

2. 慢性肠炎　本方加神曲、鸡内金、厚朴。

3. 慢性肝炎　本方加石打穿、五味子、虎杖根。

4. 慢性肾炎　本方加冬虫夏草、桑寄生、杜仲叶。

5. 糖尿病　本方加椿木根皮、菟丝子、啤酒花。

6. 妇女带下　本方加土茯苓、益母草、补骨脂。

7. 小儿疳积　本方加炒麦芽、山楂肉、陈皮。

8. 突发性耳聋　本方加紫灵芝、红景天、桂枝。

◉ 作者七十年临证医案与心得

1. 糖尿病

顾某，男性，59 岁，干部。1976 年 4 月初诊。

患者自诉罹患糖尿病已有三年多，一直在服用各种降血糖药物。由于工作关系，宴会应酬比较多，极少参加运动，因此病情时轻时重。

一个多月前，患者去基层工作了一段时期，每天吃油腻菜肴和嗜好的油饼，回家后感到脘腹胀闷，肠鸣腹泻，不思饮食。测尿糖（++++），空腹血糖 21.4mmol/L。患者自知病情有反复，由省委门诊部介绍来我处治疗。患者自诉最难忍受的是每天 5 ~ 6 次的腹泻，且感体软乏力，没有食欲，口渴多尿。

诊见患者体格消瘦，颜面萎黄，按其四肢有明显凹陷，按其腹部无力，没有明显压痛。舌质淡，苔薄白，根部白腻，脉细无力。

证属脾胃气虚，导致消渴，治以益脾健胃，生津利尿。方选参苓白术散加味：

东北人参、白术、茯苓、山药、甘草、楤木根皮各1000g，炒白扁豆、啤酒花各750g，薏苡仁、桔梗、莲子肉、砂仁各500g。

以上12味共研细末后拌匀，每次6～9g，1日2～3次，红枣煎汤送服。先服7剂。

二诊：患者服药7剂后，腹泻次数有所减少，食欲亦有增进。嘱再服原方7剂。

三诊：服药后，患者自觉体力大有改善，近日来每天只解2次大便，且成形，小便数量也恢复正常。原方继服14剂。

四诊：患者诉诸症均有改善，复查其尿糖为（＋），空腹血糖4.5mmol/L。舌质淡，苔薄白，脉细但较前有力。嘱其继续将中药服用下去。以后信件随访，患者称病情稳定，近两年多没有再复发。

按：1）参苓白术散须用粉剂内服效果最著。2）处方中扁豆、莲肉、薏苡仁等生药应炒熟后研成细末。山药不能炒而应生研，因山药里含有淀粉酶，炒则容易破坏其助消化作用。3）楤木根皮（五加科植物）与啤酒花（桑科植物）虽然算不上名贵中药，但均有较好的降血糖作用。4）建议在该方中加入等量的糯米粉和红枣泥制成糕点，可谓是一种理想的健脾养胃的药膳制剂。

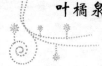
八、补中益气汤（《脾胃论》）

处方组成

人参 6～12g，黄芪 9～15g，当归 6～12g，柴胡 3～9g，白术 6～12g，升麻 3～9g，陈皮 6～12g，甘草 6～12g。水煎服。

◉ 临证直觉诊断（一）——辨证

头痛身热，心烦懒言，畏冷喜热饮。食欲不振，四肢倦怠，不愿活动，动则自汗，动则气喘。慢性泄痢。舌质淡，苔少或薄白，脉浮大或虚大无力。

◉ 临证直觉诊断（二）——辨病

1. 慢性疲劳综合征。

2. 胃下垂。

3. 慢性胃炎。

4. 重症肌无力。

5. 慢性肝炎。

6. 慢性胆囊炎。

7. 放射线直肠炎。

8. 白细胞减少症。

9. 癫痫。

10. 慢性头痛。

11. 脑震荡后综合征。

12. 自律神经失调症。

13. 梅尼埃病。

14. 特发性水肿。

15. 妇女子宫脱垂。

16. 妇女崩漏。

17. 妇女带下。

18. 神经性尿频。

19. 晚期癌症。

◉ 临证直觉诊断（三）——辨体质

体质较差或中等，体格瘦小或中等。长期以来呈中气不足，清阳下陷者。

◉ 慎用或禁忌

阴虚阳亢或肾虚者应慎用或禁用本方。

◉ 临床加减应用

1. 慢性疲劳综合征　本方加刺五加、鹿茸、黄精。

2. 胃下垂　本方加枳壳、刺五加、小茴香。

3. 慢性胃炎　本方加半夏、砂仁、玫瑰花。

4. 重症肌无力　本方加制附片、鹿角胶、杜仲叶。

5. 慢性肝炎　本方加五味子、虎杖根、石打穿。

6. 慢性胆囊炎　本方加过路黄、郁金、川楝子。

7. 放射线直肠炎　本方加拳参、景天三七、地榆。

8. 白细胞减少症　本方加鸡血藤、参三七、龟板胶。

9. 癫痫　本方加马宝、鬼箭羽、睡莲根。

10. 慢性头痛　本方加丹参、川芎、白芷。

11. 脑震荡后综合征　本方加乌龟头（黑烧）、芸苔子、天麻。

12. 自律神经失调症　本方加夜交藤、酸枣仁、珍珠母。

13. 梅尼埃病　本方加钩藤、泽泻、茯苓。

14. 特发性水肿　本方加冬瓜子、西瓜翠衣、猪苓。

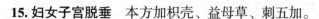

15. 妇女子宫脱垂　本方加枳壳、益母草、刺五加。

16. 妇女崩漏　本方加龟板胶、鸡冠花、荠菜花。

17. 妇女带下　本方加苦荬菜、白蔹、土茯苓。

18. 神经性尿频　本方加夜交藤、覆盆子、金樱子。

19. 晚期癌症　刺五加、三白草根、半枝莲。

◉ 作者七十年临证医案与心得

1. 晚期肝癌

吉某，男性，61 岁，教师。1966 年 3 月初诊。

病房主管医师向我介绍患者病状：患者长期以来患有肝硬化，四个多月前因右上腹出现持续性钝痛，伴有消瘦倦怠，食欲减退而到医院接受检查，结果被诊断为晚期肝癌住进江苏医院。

由于肝脏内的癌细胞分裂很快，成长迅速，因此肝脏体积增大，肝脏外侧的包膜张力亦增加，导致患者右上腹肝区的疼痛日益加剧，并出现腹胀腹泻，持续低热。这种晚期肝癌既不能行外科手术，也无法做放化疗，只能维持疗法，想方设法延长患者的生存期。病房医师来门诊部邀我去会诊。

诊见患者仰卧在床，体格消瘦，面色㿠白，精神憔悴，默默不语，时而呈痛苦貌。患者自诉目前最难忍受的症状除了肝区疼痛以外，还有全身极度乏力，动则心慌气喘，全身大汗。吃饭时即使喝流汁也是味同嚼蜡，口味全无。舌质淡，苔薄白，脉弦细无力。

对这位患者，西医已经诊断明确为晚期肝癌，中医辨证属于肝气虚弱，脾胃失调。治以益气柔肝，调理脾胃，升阳止痛。方选补中益气汤合芍药甘草汤加味：

人参 12g，黄芪 9g，当归 6g，柴胡 6g，白术 9g，升麻 6g，陈皮 6g，刺五加 9g，莪术 9g，醋鳖甲 24g，芍药 9g，甘草 6g，水煎服。

先服 3 剂。因患者长年患有肝硬化，静脉回流受阻，存在严重的食管静脉曲张，我关照患者不要吃硬东西，以防止划破食管静脉血管。

二诊：服药后，患者自觉右胁肝区疼痛稍有缓解，但是夜间仍感疼痛。

原方继服 7 剂。

三诊：患者继服 7 剂后，夜间的肝区疼痛次数似有减少，全身倦怠及心慌气喘、全身出汗等症亦略有改善。患者诉服药后胃内有沉重感，我遂将方中剂量减轻，嘱其隔日 1 剂，坚持服用。1 个月后患者之诸症均有所好转，体重增加了 1 斤多。

一个周四的下午，我正在门诊部看病人，忽然病房护士打电话告诉我，吉姓患者的病情恶化。我急忙赶到病房，进入病室就看见主管医师正满头大汗地为患者从食管插入"气囊压迫止血器"，但是为时已晚，患者因失血过多而去世。

第二天，主管医师告诉我，原先患者的病情正在一点一点有所改善，食欲也有进步。那天家属带来了各种食品，患者情绪比较好，吃了几块苏打饼干，可能是又硬又脆的苏打饼干划破了食管静脉，造成了这次大出血。

我感到非常遗憾，如果没有这次意外事故，也许患者的症状会进一步得到改善，并能延长生存期。

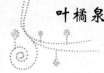

九、血府逐瘀汤（《医林改错》）

处方组成

地黄 6～12g，赤芍 9～12g，当归 9～15g，川芎 3～9g，柴胡 3～9g，枳壳 9～12g，桃仁 9～15g，红花 3～9g，牛膝 9～15g，桔梗 6～12g，甘草 3～9g，水煎服。

◉ 临证直觉诊断（一）——辨证

头痛，胸痛，刺痛且有定处，经久不愈。心悸不安，内热烦躁，夜不能眠。妇女伴有月经不调，经血发暗紫或发黑或有黑色血块。舌质暗紫或有瘀斑，苔薄，脉弦涩或弦紧。

◉ 临证直觉诊断（二）——辨病

1. 自主神经失调症。

2. 精神分裂症。

3. 脑损伤后遗症。

4. 冠状动脉粥样硬化性心脏病。

5. 胸壁挫伤。

6. 妇女痛经。

7. 妇女闭经。

8. 妇女不孕症。

9. 妇女子宫肌瘤。

10. 男子不育症。

11. 各种关节炎。

◉ 临证直觉诊断（三）——辨体质

瘀血体质，体格中等或强壮。

◉ 慎用或禁忌

孕妇，月经量多或伴有各种出血倾向者应慎用或禁用本方。

◉ 临床加减应用

1. 自主神经失调症　本方加酸枣仁、夜交藤、珍珠母。

2. 精神分裂症　本方加马宝、鬼箭羽、景天三七。

3. 脑损伤后遗症　本方加龟头（黑烧）、芸苔子、天麻。

4. 冠状动脉粥样硬化性心脏病　本方加丹参、山楂子、鲜鱼腥草。

5. 胸壁挫伤　本方加全瓜蒌、参三七、接骨木。

6. 妇女痛经　本方加五灵脂、延胡索、香附子。

7. 妇女闭经　本方加鸡血藤、参三七、丹参。

8. 妇女不孕症　本方加黄芪、益母草、香附子。

9. 妇女子宫肌瘤　本方加茜草根、参三七、丹参。

10. 男子不育症　本方加韭菜子、仙茅、仙灵脾。

11. 各种关节炎　本方加威灵仙、桑枝、伸筋草。

◉ 作者七十年临证医案与心得

1. 突然失音，重度失眠

方某，女性，44 岁，干部。1971 年 5 月初诊。

旁人代诉：患者夜不能眠已有数月。2 周前突然不能说话，饮食正常，没有发热，大小便亦无异常。五七干校中心医务室五官科肖医师为其检查，两侧扁桃体无红肿，声带亦无异常，诊断其为癔症性失音。口服镇静剂等药物后效果不显，故转来中医科。

旁人代诉：患者数月来情绪不稳，每晚虽有睡意，但无法入眠。胸中有

259

空虚感，入眠时需用小板凳压住胸部才觉得舒适安心，勉强能睡上 1～2 小时，且睡眠极浅，醒后不解乏。平时常感针刺般的头痛，以头顶部为甚，同时伴有心悸亢进，烦躁易怒。月经经期尚属正常，但经血伴有血块，呈咖啡色。

诊见患者体格偏瘦，口唇色暗，颜面部有数处褐色老人斑。按其腹部呈膨胀感。舌质深红，舌尖有少许瘀斑，苔薄黄，脉弦涩。

证属气滞血瘀，夹有肝郁，治以理气活血，疏肝解郁。方选王清仁之血府逐瘀汤：

地黄 9g，赤芍 9g，当归 9g，川芎 6g，柴胡 3g，枳壳 9g，桃仁 12g，红花 6g，牛膝 12g，桔梗 9g，甘草 6g，水煎服。

嘱患者先服 7 剂。

在服用第 5 剂后，患者清晨醒来突然能说话了。7 剂中药服完后自觉胸部较前舒畅多了。

二诊续服 7 剂后，夜眠时不需再用小板凳压住胸部。三诊时，患者诉其在五七干校劳动，煎中药很不方便。当时药房没有类似中成药，考虑其症状已有所改善，再配上方 14 剂，嘱其将 1 剂汤药煎好后用温开水稀释后分成 3 天服用。一个多月后患者再次来复诊时称，说话已恢复正常，睡眠亦大有改善。

十、补阳还五汤（《医林改错》）

处方组成

生黄芪 15～60g，当归尾 9～15g，赤芍 9～15g，川芎 6～12g，桃仁 9～18g，红花 3～9g，地龙 6～15g，水煎服。

◉ 临证直觉诊断（一）——辨证

半身不遂，口眼㖞斜，言语謇涩，口角流涎，筋脉拘急。大便偏干，小便频数或遗尿不禁。舌质暗或紫或有瘀点瘀斑，苔薄白或薄黄，脉弦或弦涩。

◉ 临证直觉诊断（二）——辨病

1. 脑血栓恢复期或后遗症期。

2. 血管神经性头痛。

3. 颜面神经麻痹。

4. 冠状动脉粥样硬化性心脏病。

5. 颈椎病。

6. 癫痫。

7. 老年性痴呆症。

8. 男子阳痿。

9. 坐骨神经痛。

10. 跌打瘀痛。

11. 下肢静脉曲张。

12. 妇女痛经。

◉ 临证直觉诊断（三）——辨体质

体质较好，体格健壮或肥胖，颜面红赤或偏暗，血压偏高，便秘倾向。

◉ 慎用或禁忌

阴虚血热或有出血倾向者应慎用或禁用本方。

◉ 临床加减应用

1. 脑血栓恢复期或后遗症期　本方加丹参、葛根、鸡血藤。

2. 血管神经性头痛　本方加白芷、藁本、防风。

3. 颜面神经麻痹　本方加白附子、葛根、路路通。

4. 冠状动脉粥样硬化性心脏病　本方加全瓜蒌、丹参、鲜鱼腥草。

5. 颈椎病　本方加葛根、丹参、威灵仙。

6. 癫痫　本方加石菖蒲、麻仁、马宝。

7. 老年性痴呆症　本方加鹿茸、丹参、竹节人参。

8. 男子阳痿　本方加刺五加、紫河车、阳起石。

9. 坐骨神经痛　本方加独活、桑枝、牛膝。

10. 跌打瘀痛　本方加接骨木、参三七、桑枝。

11. 下肢静脉曲张　本方加木瓜、牛膝、参三七。

12. 妇女痛经　本方加五灵脂、茜草根、香附子。

◉ 作者七十年临证医案与心得

1. 脑血栓后遗症

王某，男性，58 岁，干部。1974 年 6 月初诊。

患者自诉长期以来患有高血压病及动脉硬化症，近二三年来稍一劳累或受寒即感头重头晕，颈项强直。去年年底的一个星期天，患者一觉醒来发现左侧上下肢体不能动弹，话也说不清楚。救护车将其及时送到医院，被诊断为急性脑血栓形成。经过一个多月的住院治疗后，之前的症状虽有所改善，但左侧上肢感觉沉重，下肢行走时感觉不便，左侧上下肢均有麻木感，用手拿东西容易掉落。患者出院后每天服用防止血栓形成的西药，每周2次去医院做按摩。

视患者身材高大，颜面红赤。左侧颜面及肢体感觉障碍，肌力低于右侧。患者自诉身重体倦，说话时个别字句表达不清。舌质淡红，舌尖有少许紫色瘀点，苔薄黄，脉弦紧。此乃气虚血瘀，脉络受阻，治以益气活血，疏通脉络。方取补阳还五汤：

生黄芪60g，当归尾12g，赤芍9g，川芎9g，桃仁15g，红花6g，地龙12g，水煎服。

患者服药30剂后，左侧颜面及肢体感觉有所增强，用手抓东西时脱落的次数亦有减少，走路时步伐较前有力，只是说话时仍有字句表达不清。考虑患者脑中的语言中枢仍受有影响，建议患者同时接受针灸治疗，重点取廉泉、天突等穴位。耳针选取脑和皮质下等穴位。

经过三个多月的中药和针灸的联合治疗后，患者的症状又有进一步的好转，遂嘱其继续坚持治疗。到1年后的1975年年底，患者已恢复到正常人状态。我关照其可以停止中药（汤药）和针灸治疗，并下医嘱每天取丹参9g煎汤代茶饮用，细水长流，坚持长期服用以防止动脉血管的进一步恶化，以及预防脑血栓的复发。

2．男子阳痿

姚某，男性，43岁，五七干校农场驾驶员。1971年2月初诊。

自诉年轻时就患有原发性高血压病，6年前体检被诊断为动脉血管硬化症。1年前曾在南京某西医院诊断为"动脉血管源性阳痿"。以后他在中医院服用补气养血、益肾壮阳等方药，未见显效。由五七干校中心医务室吕主任介绍来中医科。

诊见患者身强体壮，说话声音高昂，面色发暗，口唇发紫。患者称平时夜眠多梦，记忆力减退，心烦易怒。情绪激动或劳累时右侧颜面伴有轻度痉挛，上下肢体发麻。舌质色暗，苔薄，脉弦细。证属气滞血瘀，肾气不足，治以理气活血，添精壮阳。方选补阳还五汤加味：

生黄芪 30g，当归尾 15g，赤芍 15g，川芎 12g，桃仁 18g，红花 6g，地龙 15g，阳起石 24g，香附子 9g，水煎服。

患者服药 14 剂后，阴茎能够勃起，但是坚硬度不足。继服药 14 剂后，阴茎勃起时的强度较前又有进步，而且持续时间亦有延长。之前的心烦易怒及右侧颜面痉挛，上下肢体发麻等症均有改善。效不更方，嘱其坚持服药，六个多月后，夫妇间性生活恢复正常。

是年秋季，患者因工作需要调回南京，临行前来我科复诊。我嘱他隔日 1 剂，将中药坚持服到年底。1972 年夏季，患者来信告我其身体已无不适之处。

十一、平胃散（《和剂局方》）

处方组成

苍术 6 ~ 15g，厚朴 6 ~ 12g，陈皮 6 ~ 12g，甘草 3 ~ 9g，水煎服。

◉ 临证直觉诊断（一）——辨证

上腹不适或胀满，不思饮食或伴有恶心欲吐，泛酸嗳气，饭后肠鸣腹泻。体重倦怠，大便不调。舌苔白厚腻，脉缓或濡。

◉ 临证直觉诊断（二）——辨病

1. 急性胃炎。

2. 慢性胃炎。

3. 胃下垂。

4. 胃/十二指肠溃疡。

5. 暴饮暴食所致的消化不良。

6. 各种原因所致的食欲不振。

◉ 临证直觉诊断（三）——辨体质

体质中等或偏强，体力中等。平时胃肠虚弱者。

◉ 慎用或禁忌

本处方性温燥，如无湿滞脾胃证者应慎用或禁用本方。

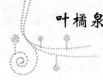

◉ **临床加减应用**

1. 急性胃炎 本方加黄连、半夏、莱菔子。

2. 慢性胃炎 本方加砂仁、小茴香、玫瑰花。

3. 胃下垂 本方加党参、黄芪、升麻。

4. 胃 / 十二指肠溃疡 本方加刺五加、白及、煅牡蛎。

5. 暴饮暴食所致的消化不良 本方加神曲、麦芽、莱菔子。

6. 各种原因所致的食欲不振 本方加陈皮、青皮、山楂子。

◉ **作者七十年临证医案与心得**

1. 罹患流感后的不思饮食

严某，男性，68 岁，中医师。1966 年 5 月初诊。

患者自诉 2 周前因患头痛高热，眼结膜充血，咽喉肿痛，剧烈咳嗽，全身无力而住进江苏医院内科病房，经检查被诊断为流行性感冒，经及时用抗生素等治疗，大约 10 天后恢复健康出院。患者回家后感觉一切尚可，只是觉得口中发腻发黏，不思饮食。

诊见患者身材高大，按其上腹部时，患者略感不适。舌苔白厚腻，脉濡缓。此乃湿困脾胃，运化失调，治以健脾开胃，化湿消导，方用平胃散：

茅术 12g，厚朴 9g，陈皮 9g，甘草 6g，水煎服。

服此方 1 剂后，舌苔转为薄白腻，食欲增进，继服 1 剂后食欲全开。

2. 十二指肠球部溃疡

尹某，男性，21 岁。1971 年 11 月初诊。

患者自诉 1 周前因突然大便发黑，同时伴有头晕倦怠而到医院就诊，被诊断为十二指肠球部溃疡出血，经输液等治疗后溃疡出血已止。此后患者没再出现黑便，只是每当空腹时上腹部感觉有隐痛胀满，还时常伴有嗳气反酸，口腻乏味，食欲不振，大便溏薄，体倦乏力等症状。内科医师告诉他，虽然溃疡出血已止，但是溃疡面仍然存在，为了治愈溃疡，建议他服用中药，于是他来到中医科就诊。

　　诊见患者体格较瘦，上腹部偏右侧略有压痛。舌质淡红，苔白浊腻，脉缓带濡。证属脾胃不和，湿困中焦，治予健脾化湿，调和中焦。方拟平胃散加味：

　　茅术9g，厚朴9g，陈皮12g，刺五加6g，白及12g，延胡索9g，煅牡蛎15g，甘草6g，水煎服。

　　上方服用7剂后，患者食欲增进，继服14剂后，上腹部的隐痛胀满、嗳气反酸等症亦有改善，遂嘱其隔日1剂，坚持服用。患者4个月后诸症均消除，再做上消化道钡餐拍片检查，发现十二指肠球部的溃疡已经愈合。